U0292459

捏捏按按
做"优质"大美人

李明哲　编著

上海科学技术出版社

图书在版编目(CIP)数据

捏捏按按:做"优质"大美人 / 李明哲编著. —上海:上海科学
技术出版社,2019.8
ISBN 978-7-5478-4417-5

Ⅰ.①捏…　Ⅱ.①李…　Ⅲ.①女性-保健-按摩疗法(中医)
Ⅳ.①R244.1

中国版本图书馆 CIP 数据核字(2019)第 138611 号

捏捏按按　做"优质"大美人

李明哲　编著

上海世纪出版(集团)有限公司
上海科学技术出版社 出版、发行
(上海钦州南路 71 号　邮政编码 200235　www.sstp.cn)
上海盛通时代印刷有限公司印刷
开本 787×1092　1/16　印张 13.25
字数:100 千字
2019 年 8 月第 1 版　2019 年 8 月第 1 次印刷
ISBN 978-7-5478-4417-5/R·1831
定价:38.00 元

编辑推荐

女性朋友们追求美丽的步伐，从未曾停歇。健康是一切美丽的基础，外在的美丽人人都可以做到，"由内而外"的美丽则需要标本兼顾。本书让你在家就能用自己的双手进行保健按摩，轻松应对各种健康问题，通经络、补气血、调冲任，变身"优质"的大美人指日可待。

在"变身"的过程中，如果有什么困扰和疑问，或者想看看其他朋友是怎么内外兼修的，可以来我们的"家庭真验方"群里参观、分享、提问。"家庭真验方"是上海科学技术出版社旗下的一个中医科普品牌，正如其名，她倡导"家庭、真实"，希望能为读者提供易学习、易操作、可靠而有效的中医药科普知识。"捏捏按按"系列图书从生活中常见的健康问题入手，让人人都可以成为自己的保健"医师"。《捏捏按按　做"优质"大美人》是这套丛书中的一本，专门为广大女性朋友们打造。

赶快扫码加入我们的读者群吧！和大家一起学做"优质"大美人。

家庭真验方

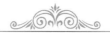

写在前面
如何成为"由内而外"的大美人

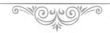

女性的美丽是一个永恒的话题，而女性健康是一切美丽的基础。据统计，有超过 80％的女性朋友都有着各种不同程度的健康问题，而妇科问题几乎是所有女性的"痛点"。有的女性也许可以每年花费数十万元去做面部保养和护理，但是花在亚健康改善和身体检查上的费用却少之又少。有时为了显得自己"很健康"，会从各种渠道买来"昂贵补品"，全然不管是不是真的适合自己，这是非常不科学的。

作为一名女性，我也经历过小姑娘时候的严重痛经，痛到在床上打滚，痛到不能参加考试，甚至拿着女同学的方子吃了 7 副，之后几个月都没有来月经，现在想想是真的傻！中医最讲究"因人而异""辨证论治"，根本就没有什么包治百病的神药。作为一名女医生，我非常理解现代社会女性的不易，可以说自己也是在边笑边流眼泪中熬过来的。我间隔 3 年生了 2 个孩子，很多工作机会都眼睁睁放弃了。二宝刚满 2 个月我就开始整晚整晚熬夜工作，现在眼睛也熬坏了，近视度数飙升。不仅如此，我还要边哺育边工作，因为没有人会拿我当新妈妈看，没有任何特殊的照顾，所有事情都需要亲自完成。有一段时间我甚至抑郁到崩溃，开始发脾气，家庭生活也受到一定影响。这就是职业女性的现状。还好，那段最难熬的日子已经过去了，现在很多事情在我看来都不是事。我不断地自我调整心态、积极乐观地面对生活，因此生活没有在我的脸上留下太多的印记，整个人便显得非常年轻。

作为岳阳医院科普教育基地的科普医生，我去过上海超过 10％的社区，主讲过多个不同主题的女性科普讲座，每次都座无虚席，我深深理解各位女性朋友想要健康的心。职业女性的压力、年轻妈妈的抑郁、小姑娘的懵懂，你们的内心都是想要健康和美丽的。但这不能只是想想，而要切实做到不忽视自己的身体健康。女性健康是每个女人一生的必修课，本书的主旨就是为了帮助各位女性朋友正确认识自己的身体，了解自己的健康问题，为你们提供科学、实用的自我保健按摩知识，指导女性朋友们更好地进行健康干预和健康管理。

　　本书的内容都是我多年临床经验的总结，我把曾经治疗过的病例以小故事的形式分享给大家，告诉大家专业的疾病知识和自我保健按摩方法，分析女性在青春期、孕前、孕期、产后常见症状产生的原因和生理基础，并通过科学实用的按摩保健方法缓解和处理这些症状，从而做到身体健康、美而自然。此外，本书还特别增加了保持身材、皮肤护理保健的知识以及女性保健操等内容，希望可以更好地帮助广大女性朋友全面改善和提升自己的身体状况，成为一个"由内而外"的大美人。

　　本书不仅可以作为女性自我保健按摩的参考书，同时也可以帮助女性了解自身的症状，根据书中的相应章节进行自我保健。因时间或知识水平等原因，书中可能还存在不足之处，希望广大读者批评指正。

李明哲

捏捏按按　做「优质」大美人

阅读说明

本书将从经、带、胎、产、乳等女性特有的生理现象入手,教你如何成为一个"由内而外"的大美人。想要成为一名真正健康的女性,就要结合自身的生理变化,进行自我养生保健,这样就能做到"面色红润有光泽、气血调和百病消"。

以下几点是女性朋友在自我按摩保健时需要了解的。

如何找穴位

1. 确定穴位的位置。很多图书都会采用"寸"作为测量单位,这也是很多人觉得最难理解的地方。其实,"寸"是可以用手指来取的,一寸即大拇指指间关节的宽度;一寸半即食指、中指合并在一起的指节宽度;二寸即食指、中指、无名指合并在一起的指节宽度;三寸即食指、中指、无名指、小指合并在一起的指节宽度。

2. 找准穴位。静下心,根据穴位所在的位置按下去,默默感受。如果出现轻微的酸、麻、胀感,就说明找对了。

3. 同身寸。即用你自己的手可以在你的身上量取穴位,但不能用你的手在宝宝的身上量取,否则找到的穴位距离就差远了。

如何按摩

基本按摩手法包括按、摩、推、揉。

按:用指腹稍稍用力按压穴道,一些面积比较大的部位可以用手掌按。

摩:利用手指或手掌,在身体的特定部位表面进行大范围的摩擦动作。

推:利用手指或者手掌,在穴道上以"直线"或"圆弧方向"来回推动。

揉:将手指或手掌按在穴道上,以画圆的方式揉动。

在按摩的时候要保持一定的时间和力度,这样才能起效。

孕妇可以按摩吗

女性在孕前按摩可以补充气血,帮助怀孕;在产后按摩可以促进恶露排出,恢复健康;在孕期按摩效果就更多了,列举如下几种。

1. 改善肤质。怀孕之后,不少准妈妈的肤质都变差了,肌肤不仅变得粗糙,还会出现一些黑斑和皱纹。这个时候,可以采取一些按摩手法改善肤质。

2. 淡化妊娠纹。孕妈妈们都会有妊娠纹的困扰,如果在妊娠纹常出现的位置涂抹润肤霜或润肤油进行轻柔地按摩,能够预防和淡化妊娠纹。

3. 预防感冒。孕期由于体质变化,部分准妈妈是非常容易感冒的,如果经常进行穴位按摩,可以预防感冒。

4. 锻炼胎儿的触觉。孕妈妈经常轻柔地按摩腹部可以锻炼宝宝的触觉,让宝宝感受到外界的刺激。

但一定要注意,女性孕期按摩时,手法一定要轻柔,按摩的时间也不可过长,每穴 3 分钟即可,加起来的总时间不要超过 20 分钟。孕妇无法操作的穴位,一定要请准爸爸协助按摩,这样不仅可以增进夫妻感情,也可以让准爸爸更爱护准妈妈。

指针疗法真有用吗

有人想知道,仅仅用手指在身上按摩就能治病了? 就这么简单吗? 实际上,按摩不是轻轻地抚摸,指针按摩需要有一定深度和力量。借助手指当针,可以更大面积地刺激穴位,以产生更好的治疗效果,用手指按在身上的穴位上能产生酸胀的感觉,这个时候穴位的保健作用就起效了。

目 录

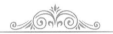

一、 心烦不过"大姨妈"

1. 月经量太多,感觉像条河 ———————————— 2
2. 月经量好少,血都去哪了 ———————————— 5
3. 月经毫无规律,似乎一直在路上 —————————— 8
4. 月经 40 多天一次,正常吗 ———————————— 11
5. 月经总提前,怎么办 ————————————————— 14
6. 月经赖着不肯走,拖拖拉拉十几天 ————————— 17
7. 月经有脾气,说来就来,说不来就不来 ——————— 20
8. 痛经真是一件让人绝望的事情 ——————————— 23

二、 白带、炎症巧对抗

9. 白带太多,内裤总是湿湿的 ———————————— 28
10. 白带过少,难以言说的不适 ———————————— 32
11. 阴道炎,灼热瘙痒难耐 ——————————————— 35
12. 白带浓稠变多,应警惕宫颈炎 ——————————— 38
13. 腹部坠痛不适,可能是盆腔炎 ——————————— 41
14. 老年性阴道炎,尽早防治享舒适 —————————— 44
15. 白带带血,先做检查再按摩 ———————————— 47
16. 出现花色白带,一定一定要去医院 ————————— 50

三、 穴位保健助好"孕"

....

17. 备孕不要急，全身按一按   54
18. 不怀孕不用怕，按摩能助孕   57
19. 孕早期按一按，胎儿更稳固   61
20. 孕中期按一按，消肿又助眠   64
21. 孕晚期按一按，助产又防险   67
22. 产后怕痔疮，产前先提肛   70

四、 生娃养娃小秘诀

....

23. 根据骨盆和耐痛力，能顺产时再顺产   74
24. 剖宫产不一定不好，自我保健很重要   77
25. 按压穴位助孕、助产   80
26. 产后"三要务"做得好，舒服大半生   83
27. 产后全身痛，早点预防早轻松   86
28. 产后少抱娃，手臂不痛   89
29. 产后要少坐，否则易腰痛   92

五、 生"乳"有道多按摩

....

30. 如何成为一头合格的"奶牛"   96
31. 哺乳第一要务——"开奶"   99
32. 产后若缺乳，按摩能催乳   102
33. "回奶"回得好，按摩有诀窍   105

六、 乳房、子宫应呵护

....

34. 乳腺增生，按按能减轻   110
35. 乳房下垂，按摩变挺拔   113
36. 乳腺癌，常按摩可预防   116

捏捏按按 做『优质』大美人

37. 子宫肌瘤多，肝经多按摩 —————————— 119

38. 若有"宫寒"，各种妇科病都容易生 —————— 122

39. 预防宫颈癌，一定要谨慎对待 —————————— 125

40. 多囊卵巢综合征，坚持按摩能助孕 —————— 128

41. 卵巢早衰，既要预防，又要及时自我保健 ——— 131

42. 输卵管不通，但好想怀孕，怎么办 —————— 134

43. 宫外孕后如何保健 —————————————————— 137

七、美丽身材要保持

44. 如何瘦成"一道闪电" —————————————— 142

45. 拒绝双下巴和颈纹 —————————————————— 145

46. 甩不掉的"婴儿肥" —————————————————— 148

47. 不想做"女汉子"，如何摆脱粗壮的手臂 ——— 151

48. 平胸就罢了，怎么还有副乳 —————————— 154

49. 想穿短裤，奈何腿粗 —————————————— 157

50. 粗壮的小腿，一点都不美 —————————— 160

51. 为什么肚子不胖，腰两边很胖 ———————— 163

52. 不想当吃货，怎样控制食欲 ———————— 166

八、皮肤保养有诀窍

53. 我不要做"黄脸婆" ——————————————— 170

54. 怎样让皮肤白而有光泽 ———————————— 173

55. 按摩能战"痘" ————————————————— 176

56. 皮肤易过敏，不是发红就是痒 ———————— 179

57. 荨麻疹，一穴就搞定 ————————————— 182

58. 肤色暗沉，怎样才能变水嫩 —————————— 185

59. 穴位多按按，轻松除色斑 —————————— 188

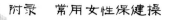
大美人保健操——"由内而外"气色好 ——————— 192

疏肝保健操——不长斑来不长瘤 ——————— 194

健脾保健操——胃口好,心情更好 ——————— 196

补气血保健操——面色红润葆青春 ——————— 198

捏捏按按　做『优质』大美人

一

心烦不过『大姨妈』

1. 月经量太多，感觉像条河

　　小王从12岁月经初潮后就特别苦恼，别的同学大都是因为痛经，每次来月经都疼得死去活来，她倒是很少痛经，但她每次月经量都特别多。在学校的时候，她每节课的课间都要冲进厕所换卫生巾。就算是这样频繁地换卫生巾，有时候经血还是会漏出来。因此，她无论白天还是晚上都用夜用的加厚型卫生巾。每次月经时，别人可能连一包中等规格的卫生巾都用不完，她却要用掉3大包。到现在她都还记得每次上课起立时，她的经血就会像潮水一样涌出来，感觉全身的血都要流光了。晚上睡觉前，她总会在床上垫一块厚厚的布，就算是这样，如果半夜不起来换一次卫生巾，或者睡觉翻来翻去的话，还是会把床单弄脏。每一次的月经对她来说都是一次痛苦的折磨，她不知道什么时候才是头！

　　像她这样月经这么多，到底是不是病？该不该治疗呢？

如何判断月经量是否多

　　正常女性每次月经的经血量为30～50毫升，若多于80毫升，则为月经量过多。平时可以留意卫生巾的使用量，就算是更换得非常频繁，每个月经周期的使用量也不应该超过2包。假如每次用3包卫生巾还不够，且每片卫生巾上的经血都是非常多的，那就属于月经量过多。月经过多往往是妇科疾病的一种表现，如果连续几个月经周期月经量都过多的话，就应该及早去看妇科医生。

月经量多会导致不孕吗

导致月经量多的因素有很多,如置放宫内节育器,患有生殖器炎症、子宫肿瘤及血液病等。此外,随着工作压力的加剧、生活方式的改变等,越来越多的女性内分泌失调,也会引起月经量过多。还有很多女性,虽然感觉到月经量多到不正常,但认为无关紧要,只要按时来就行了,直到已经"血流如注"后才到医院就诊。女性长期月经量多,轻则导致失血性贫血、抵抗力下降、妇科疾病,重则会加重心脏负担甚至发生子宫内膜病变,让受精卵失去赖以生存的"土壤",导致不孕症的发生。

如何自我按摩保健

穴位按摩可以活血化瘀、补益气血、温暖子宫、清热除湿,能改善多种原因引起的月经量多,而且没有不良反应,不用担心对不对症的问题。女性长期坚持自我按摩,不仅能使月经量恢复正常,还能缓解引起月经量多的原发疾病。女性朋友可以把自我穴位按摩当成一种生活方式,每天早、晚坚持按摩,对女性生殖器官的健康是非常有益的。

月经量多的自我按摩穴位有以下几处。

1. **气海穴**。位于前正中线,脐下 1.5 寸处。能补益气血,对与月经量多相关的月经不调、崩漏、不孕都有好处。可用食、中二指按揉气海穴,每次 3 分钟,以穴位局部感到酸胀为宜。

2. **关元穴**。位于脐下 3 寸处。能调理胞宫气血,改善胞宫功能,防治月经量多。可用食、中二指按揉关元穴,每次 3 分钟,以穴位局部感到酸胀为宜。

3. **肾俞穴**。位于第二腰椎棘突旁开 1.5 寸处。能补益肾气,固摄气血,减少经量。可双手叉腰,拇指在后,按揉双侧肾俞穴,每次 3～5 分钟,以穴位局部感到酸胀为宜。

4. **命门穴**。位于腰部,后正中线上,第 2 腰椎棘突下凹陷中。能补肾阳、益精血,治疗月经病。可用右手食、中二指在后按揉命门穴,每次 3～5 分钟,以穴位局部感到酸胀为宜。

5. **八髎穴**。分为上髎穴、次髎穴、中髎穴和下髎穴,左右共八个穴位,分别在第一、二、三、四骶后孔中,合称"八髎穴"。能调理胞宫,治疗多种妇科病。将双手放在腰骶部,用四指从上向下分别按摩上髎穴、次髎穴、中髎穴和下髎穴,每次 3～5 分钟,以穴位局部感到酸胀为宜。

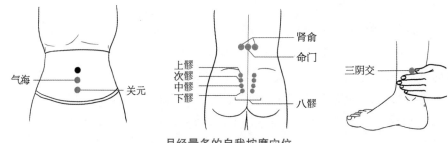

月经量多的自我按摩穴位

6. **三阴交穴**。位于内踝尖直上 3 寸,胫骨后缘。能调理肝、脾、肾三阴经的气血,改善月经量过多的情况。可用双手拇指同时按揉双侧三阴交穴,每次 3 分钟,以穴位局部感到酸胀为宜。

Tips

可在月经前 3～5 天持续按摩,早、晚各做一次,其他时间每周按摩 2～3 次,三个月经周期为一疗程。一般一个疗程之后,月经量过多的情况会有所改善。但月经期间不要按摩,否则可能会导致月经量更多。

阅读心得

2. 月经量好少，血都去哪了

曲小姐从第一次月经开始，每次月经经期3天，周期28天，多年来一直如此，雷打不动，而她的闺蜜们每次月经经期都是4~5天或者6~7天，都比她的长。为此，她还专门去看过妇科医生。医生了解到她的月经一直是这样，月经经期不是忽然缩短的，而且每次月经的量也很正常，差不多用掉一包卫生巾。医生告诉她这是正常现象，让她完全不用担心。但是结婚后她和老公并没有避孕，1年多了也没有怀孕，她又担心了起来。难道是因为她的气血太少了，所以月经经期才会那么短？不知道是不是因为年纪大了，她觉得30岁以后，月经经期虽然还是每次3天，但感觉月经量比以前少了点。毕竟结婚时间还不长，不怀孕也是很正常的，而且她也没有任何妇科的问题，子宫正常，卵巢也正常，她就想等等看，再过半年如果还不怀孕，就去吃药治疗。

何为月经量少

月经周期基本正常，月经量明显减少，一般认为，月经量少于30毫升甚至点滴即净，或经期缩短不足两天，月经量亦少者，连续发生两次以上的，均称为"月经过少"。月经过少常与月经后期并见，月经过少的女性，特别容易因体重增加而发胖。若发生于青春期和育龄期，可发展为闭经；发生于更年期的话，往往会绝经。育龄期的女性若突然出现经量过少，应注意是否为孕早期的先兆流产或异位妊娠所表现的少量阴道出血，必须做进一步检查以鉴别。

5

多因不良的生活方式导致

(1)过度节食减肥。女性月经与体重和体内脂肪关系很大,已经出现月经问题的女性应停止减肥,恢复健康。(2)作息无度,高强度的工作。如果作息不规律再碰到不舒服的那几天,许多女性都会抓狂,引起内分泌失调,造成月经过少。(3)常生闷气。憋闷容易导致肝郁气滞,使经量减少。此外,过度的精神刺激、紧张和心理创伤也会造成月经过少。(4)人工流产。过多人工流产会导致排卵出现异常、经期延长、月经量过少或闭经等。五是卵巢功能衰退。卵巢的功能直接影响着女性月经量的多少,所以千万不要随意打减肥针或者避孕针。

如何自我按摩保健

由于工作压力大,很多现代女性都存在月经不调的情况。比较常见的就有月经量少,要么来一两天就没了,要么来的时候只有一点点。当月经量少时,需要及时调理,女性可以在家采用的自我保健方法是穴位按摩。通过按摩这些穴位可以改善女性身体的一些不良症状,具有促排卵、强健卵巢的功能。因此,自我穴位按摩是辅助治疗月经量少的好方法。

月经量少的自我按摩穴位有以下几个。

1. **足三里穴**。位于小腿外侧,犊鼻穴下 3 寸,距胫骨前缘 1 横指。能调节、生发胃气,补益气血。可用双手的食、中二指同时按揉双侧足三里穴,每次 3 分钟,以穴位局部感到酸胀为宜。

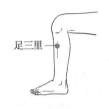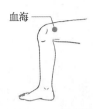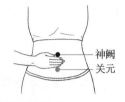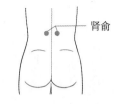

月经量少的自我按摩穴位

2. **血海穴**。位于大腿内侧膝上,屈膝,找到髌骨内侧端,往上 2 寸,在股四头肌肌内侧头隆起处。具有补脾生血的作用。可用双手拇指同时按揉双侧血海穴,每次 3 分钟,以穴位局部感到酸胀为宜。

3. **关元穴**。能调理胞宫气血，化生经血。可用食、中二指按揉关元穴，每次3分钟，以穴位局部感到酸胀为宜。

4. **肾俞穴**。能温补肾阳，强腰壮骨，增加月经量。可双手叉腰，双手拇指在后按揉双侧肾俞穴，每次3～5分钟，以穴位局部感到酸胀为宜。

Tips

　　每日或隔日，早、晚各按摩一次，一般三个月就有一定效果，若效果不明显时，可加用以下按摩方法。

　　1. 搓擦腰骶：将双手掌分别放在腰骶部两侧，自上而下用力搓擦腰骶部3～5分钟，以腰部发热为佳。能强腰壮肾，活血通络，增加经量。

　　2. 按揉脐周：将右手掌根放在肚脐眼处，适当用力按揉3～5分钟，以腹部发热为佳。能温经散寒，调理气血，促进化生经血。

阅读心得

2　月经量好少，血都去哪了

3. 月经毫无规律，似乎一直在路上

周小姐是一名事业型女性，她的工作非常忙碌，经常需要加班，工作了几年之后，她明显感到自己的身体变差了。其实，她身体上没有其他特别明显症状，只是月经上出了大问题，让她不得不重视起来。用她自己的话来说，她好像要么正在月经，要么在来月经的路上，包里时刻都得装一包卫生巾，因为她也不知道什么时候"大姨妈"忽然就来了。这么频繁地来"大姨妈"，让她的生活非常不便。每次来月经的时候，不能吃冷的东西，不然肚子会疼，不能游泳、跑步、健身，因此很多计划都会被临时打乱。现在，她到了该生孩子的年纪了，她觉得因为自己有这种持续月经不正常的情况，应该更没办法怀孕。由于家里人催得紧，她只能把工作放到一边，专心调养身体。经过5个多月的治疗，她的月经变得非常规律，她也信心满满，相信不久之后就能怀孕了。

原来是崩漏

月经周期、经期、经量严重失调，检查未发现肿瘤等病变者，以青春期和更年期女性多见。除阴道流血淋漓不断，甚则延续数十日或数月不净之外，还有周期紊乱。月经行经时间虽然在7天以上，但往往在2周内自然停止，且月经周期正常。这属于非周期性子宫出血。其发病急骤，暴下如注，大量出血者为"崩"；病势缓，出血量少，淋漓不绝者为"漏"。崩与漏虽出血情况不同，但两者常互相转化。如崩血量渐少，可能转化为漏；漏势发展又可能变为崩，故多以崩漏并称。

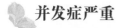 并发症严重

崩漏日久会产生众多并发症。一是失血过多，造成贫血，出现面色苍白、唇色淡白、头晕目眩、精神倦怠、气短无力、心悸怔忡、失眠多梦等情况；二是出血量多，可导致虚脱。如果来势猛，崩下不止，则会导致神昏面白、四肢冰冷、汗出淋漓、气短喘促，若不及时抢救则有生命危险。此外，若阴道出血量多，小腹部扪及肿块，多为妇科肿瘤；若确诊为妊娠，阴道出血者，多为先兆流产或异位妊娠；若产后阴道出血，量多者为产后大出血，出血量少淋漓不尽者为恶露不绝。

如何自我按摩保健

崩漏主要是由于脾、肝、肾三经以及冲任失调引起的。穴位按摩时以腹部和脾、肝、肾三经的穴位为主。属于崩漏实证的，可通过按摩以行气散寒、通经止痛，多选用足太阴经及任脉的穴位；属于崩漏虚证的，可通过按摩以调补气血、温养冲任，多选用足太阴、足阳明经的穴位。若艾灸和按摩结合，效果更好。艾灸时每穴 5～10 分钟，每日或隔日一次，以小腹发热、穴位局部发热为宜，但经期时不宜艾灸。

崩漏的自我按摩穴位有以下几个。

1. 实证。可按摩**三阴交穴**、**中极穴**（位于前正中线，脐下 4 寸）、**次髎穴**（位于髂后上棘与后正中线之间，平第 2 骶后孔）。三阴交穴能通经止痛；中极穴能通调冲任之气，散寒行气；次髎穴专治各种妇科病。可用双手拇指同时按揉双侧三阴交穴；用食、中二指按揉中极穴；将双手放在腰骶部，按揉双侧次髎穴；每穴 3～5 分钟，早、晚各一次，以穴位局部感到酸胀为宜。

若体寒的，加**归来穴**（位于脐中下 4 寸，距前正中线 2 寸）、**地机穴**（位于小腿内侧，当内踝尖与阴陵泉穴的连线上，阴陵泉穴下 3 寸）；气滞的，加**太冲穴**（位于足背，第一、二跖骨结合部之前凹陷处）；腹胀的，加**天枢穴**（位于脐中旁开 2 寸）；胸胁胀痛的，加**阳陵泉穴**（位于小腿外侧，腓骨头前下方凹陷处）、**光明穴**（位于小腿外侧，外踝尖上 5 寸，腓骨前缘）；胸闷的，加**内关穴**（位于前臂掌侧，腕横纹上 2 寸，掌长肌腱与桡侧腕屈肌腱之间）。可用拇指或食、中二指按揉上述穴位，每穴 3～5 分钟，早、晚各一次，以穴位局部感到酸胀为宜，以增加改善

崩漏症状的效果。

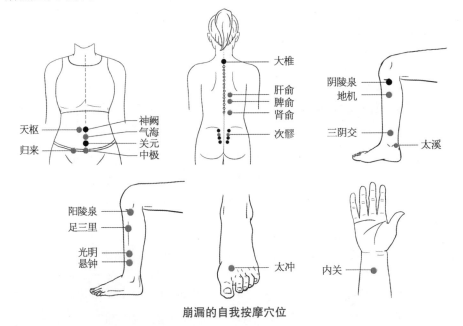

崩漏的自我按摩穴位

2. 虚证。**三阴交穴、足三里穴、气海穴**。三阴交穴能健脾益气、调补肝肾，使肝、脾、肾精血充盈，胞脉得养，冲任自调；足三里穴能补益气血；气海穴能暖下焦、温养冲任。可用双手拇指同时按揉双侧三阴交穴、足三里穴；用食、中二指按揉气海穴；每穴 3～5 分钟，早、晚各一次，以穴位局部感到酸胀为宜。

若气血不足的，加**脾俞穴**（位于第 11 胸椎棘突下，旁开 1.5 寸）；肝肾不足的，加**太溪穴**（位于内踝尖与跟腱之间的凹陷处）、**肝俞穴**（位于第 9 胸椎棘突下，旁开 1.5 寸）、**肾俞穴**；头晕耳鸣的，加**悬钟穴**（位于外踝尖上 3 寸，腓骨前缘）。可用拇指或食、中二指按揉上述穴位，每穴 3～5 分钟，早、晚各一次，以穴位局部感到酸胀为宜，以增加改善崩漏症状的效果。

阅读心得

- -

- -

4. 月经 40 多天一次，正常吗

孟女士以前得过甲状腺功能亢进，当时不仅一下子瘦得只剩不到80斤，甚至连路都走不动，一天到晚手抖个不停。后来实在没办法，就进行了治疗。但不知道为什么，复查的时候发现又变成了甲状腺功能减退。听说很多人治疗后和她有一样的情况，而且事已至此，也没有其他的办法，她也就没再管了。但她发现近年来月经一直在推后，刚开始的时候，每次月经晚一两天，后来变成每次晚三四天，接着有一次晚了一个月。她吓了一大跳，还以为是意外怀孕了，就去医院检查，结果发现并没有。后来月经恢复的时候就变成了每次推迟十天甚至半个月，这样一来，月经每年就会少来两三次。因为以前得过甲状腺的毛病，她不敢随便吃激素类的药来调理月经，所以就选择针灸治疗，希望通过这种绿色疗法使月经恢复正常。针灸一次后她觉得当晚睡得特别好，整个人也特别舒服。当然，她的月经也随着针灸治疗不再推后，逐渐恢复正常了。

月经后期

月经周期延后 7 日以上，甚至 3～5 个月才有一次月经，即为月经后期。若在月经初潮后一两年或更年期时，经期有延后但并无其他症状的，是生理现象，无需担心。月经后期的女性内分泌功能失调，如多囊卵巢综合征、卵巢功能早衰等都会导致月经推迟；一些常见疾病也可引起女性月经后期，如慢性肝炎、肺结核、肿瘤、甲状腺功能减退等慢性病症。因此，出现月经后期时应及时检查，一旦发现异常,尽快治疗,不然等到出现问题时就晚了。

哪些情况会对月经周期产生影响

一是妇科手术。宫腔手术、人流手术等都可能引起宫颈粘连而致经血瘀留,从而使月经延后,且手术对女性正常的生理功能影响也非常大。

二是情绪异常。无论是精神过度紧张,还是悲愤、忧伤、气恼、兴奋等异常情绪,都会导致月经推迟。一般不需要治疗,但若月经一直推迟,可以服用中药调理。

三是过度减肥。许多女性为了控制体重,服用一些减肥药物或者过度节食,但过度减肥可使体内脂肪含量过低,从而导致内分泌失调。如果减肥时间较短,可以自然恢复正常的月经周期,但时间较长者,往往需要进行药物调理才能恢复正常的月经周期。

如何自我按摩保健

能引起月经后期的原因很多,其临床中的类型,从中医上来说,主要有气虚、血虚、血寒、气滞四种。有人有气无力、月经量少色淡;有人头晕眼花、下腹隐痛;有人小腹冷痛、肢冷畏寒;有人不仅月经有血块,胸胁及乳房也胀痛。因此,可以根据不同的症状,选择相应的穴位进行按摩。从根本上改善病因,对症治疗,才能取得最好的效果。

月经后期的自我按摩方法如下。

1. 气虚型。**脾俞穴、肾俞穴、气海穴、三阴交穴**。以上四穴可以补气健脾、补益肾气,提高身体机能,使月经恢复正常。将双手四指放在背后,同时按揉脾俞穴、肾俞穴;用食、中二指按揉气海穴;用双手拇指同时按揉双侧三阴交穴;每穴3~5分钟,早、晚各一次,以穴位局部感到酸胀为宜。

2. 血虚型。**血海穴、足三里穴、脾俞穴、地机穴**。以上四穴能健脾补血、化生气血、改善月经后期情况。可将双手食、中二指放在背后同时按揉双侧脾俞穴;用双手食、中二指同时按揉双侧足三里穴;用双手拇指同时按揉双侧血海穴、地机穴;每穴3~5分钟,早、晚各一次,以穴位局部感到酸胀为宜。

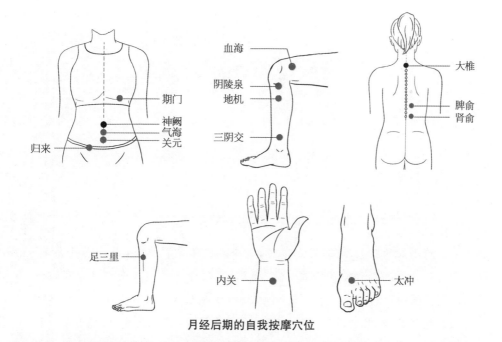

月经后期的自我按摩穴位

3. 血寒型。**血海穴、三阴交穴、肾俞穴、关元穴**。以上四穴能温肾暖宫、调补气血，促使月经周期恢复正常。可将双手拇指放在背后同时按揉双侧肾俞穴；用双手拇指同时按揉双侧血海穴、三阴交穴；用食、中二指按揉气海穴；每穴3～5分钟，早、晚各一次，以穴位局部感到酸胀为宜。

4. 气滞型。**内关穴、阴陵泉穴**（位于小腿内侧，胫骨内侧下缘与胫骨内侧缘之间的凹陷中）、**归来穴**（位于脐中下4寸，距前正中线2寸）、**太冲穴、期门穴**（位于乳头直下，第6肋间隙，前正中线旁开4寸）。以上穴位能舒肝理气、调畅月经、防治多种妇科疾病。用双手食、中二指同时按揉双侧归来、期门穴；用双手拇指同时按揉双侧阴陵泉穴、太冲穴；用拇指按揉对侧内关穴，两侧交替进行；每穴3～5分钟，早、晚各一次，以穴位局部感到酸胀为宜。

阅读心得

5. 月经总提前，怎么办

捏捏按按 做「优质」大美人

梅小姐的脸色暗黄，气血不足，整个人提不起精神来，无论干什么都是有气无力的。月经量非常少，时间总提前，往往不到三天就结束了，有时候甚至一天就结束了。她才刚刚 30 岁，要是再这样下去，万一这么年轻就绝经了，可就麻烦了！她的经量一直比较少，人特别瘦，吃得不多，稍微吃不好还会拉肚子，因此脸色一直比较黄。婚后她很快就怀孕生孩子，没一点问题，也没特意去调理身体。但生好孩子 3 个多月的时候，她没有避孕，又怀上了。由于没准备再生一个，她就去做了流产手术，手术过后大半年才重新有了月经，周期和量都不好。她服用中药就腹泻，吃点阿胶就胃疼。当看到周围很多朋友都自己在家里按摩和艾灸，她也想试试，特意来针灸门诊治疗。医生告诉她，像她这样的月经情况，需要治疗 1～2 个疗程才会看到比较明显的效果，千万不要心急。

在 2 个疗程的治疗后，她的月经终于稳定了，每 28 天一次，每次 4 天左右，量也比生孩子前多，她不用再来医院针灸治疗了。她如果想继续保健，只需要在家里自我按摩和艾灸就可以了。

🌸 月经先期

月经周期提前 7 天以上，或 20 天左右一次，连续发生 2 个周期或以上就是月经先期。本病相当于西医的功能失调性子宫出血和盆腔炎等导致的月经提前。月经先期属于以月经周期异常为主的月经病，常与月经量过多并见，严重者可发展成崩漏,应及时治疗。本病的病因主要是气虚和血热,无论是脾气虚还是肾气虚,都会统摄无权,使冲任不固;无论是阳盛阴虚还是肝郁血热,都可造成热扰冲任,伤及胞宫,血海不宁,从而使月经先期。

病情较轻,容易治疗

月经先期往往存在血热、情志内伤,或者患有盆腔炎等病史,需要积极治疗。症状刚出现不久时,可以通过消除病因、治疗原发病来改善月经情况,很快就能使月经恢复正常。本病病情较轻时,若治疗得当,多易痊愈;但如果忽视不管,就会逐渐加重。如果同时还伴有经量过多、经期延长等情况,很容易发展为崩漏,不仅病情反复难愈,还会加重原发病。因此,月经病千万不能拖。

如何自我按摩保健

月经先期的病因虽然很多,但主要是由于脾气虚弱引起的,月经先期的女性往往月经量较少、经血颜色淡红、乳房胀痛、身体困乏、腰酸腿软、胃胀等。穴位按摩可以防治月经提前的相关症状,还可以从根本上补益气血、健脾益肾或消除内热。病因一除,则月经恢复。可以说,穴位按摩是治疗月经病较简单的方法之一。

月经先期的自我按摩穴位有以下几个。

1. **期门穴**。能舒肝理气,防治肝郁化火,有助于恢复月经。可用双手食、中二指同时按揉双侧期门穴,每次 3 分钟,以穴位局部感到酸胀为宜。

2. **关元穴**。能调理胞宫气血,化生经血。可用食、中二指按揉关元穴,每次 3～5 分钟,以穴位局部感到酸胀为宜。

3. **足三里穴**。能健运脾胃,补益气血。可用双手食、中二指同时按揉双侧足三里穴,每次 3 分钟,以穴位局部感到酸胀为宜。

4. **血海穴**。可补脾生血,以助经血。可用双手拇指同时按揉双侧血海穴,每次 3～5 分钟,以穴位局部感到酸胀为宜。

5. **三阴交穴**。能调理肝、脾、肾三阴经的气血,有助月经恢复正常。可用双手拇指同时按揉双侧三阴交穴,每次 3～5 分钟,早、晚各一次,以穴位局部感到酸胀为宜。

6. **太冲穴**。能舒肝气、理气血,是调理女性疾病常用的穴位。可用双手拇

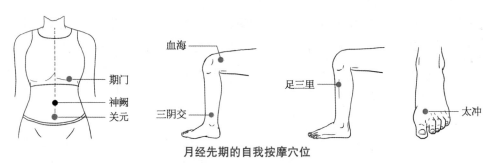

月经先期的自我按摩穴位

指同时按揉双侧太冲穴,每次 3～5 分钟,以穴位局部感到酸胀为宜。

Tips

月经先期的穴位按摩需要从月经开始前 1 周直到月经结束后 3 天,持续不断地按摩,每天早、晚各一次,这样治疗和保健的效果才会好。如果想早日让月经有正常的周期,那就开始按摩起来吧!

阅读心得

6. 月经赖着不肯走，拖拖拉拉十几天

袁女士一直都有妇科的问题，说起来问题其实也不大，周期、月经量都还算正常，就是每次月经时间比较长，月经后有点稀稀拉拉地出血，用一片护垫或者垫点卫生纸就可以了，但总是不干净，非常麻烦。拖拖拉拉一段时间之后，很快下一次月经就来了。两次月经的时间间隔太短，也很影响她正常的夫妻生活。本来人到中年感情就容易出问题，加上夫妻生活也不好，这就更让她烦心。好在她早就生过孩子，没有怀孕这方面的问题，只要把经期调理好了，所有问题就解决了。针灸对于调理各种月经问题都有非常显著的功效，综合她的年龄、月经情况，医生建议她每周治疗2～3次，10次为一个疗程，3个月到半年情况会逐渐改善。治疗差不多7个月后，她的月经就已经非常正常了，但是她还继续坚持治疗，原来是因为她觉得针灸治疗之后，气色好了，皮肤也好了，比使用化妆品还管用，所以继续来针灸，只是没有那么频繁了。

🦋 经期过长

经期超过7天，甚至淋漓不尽，达到半个月才结束，每次经量不多或稍多于正常经量，不是偶尔出现一次，而是连续出现两三个月经周期以上的，称为经期过长。经期过长与月经过多、崩漏不同，但若不及时治疗，就可以发展成崩漏。中医认为，经期过长主要是由于脾肾亏虚、冲任不固，或血热迫血妄行，或瘀血阻滞、新血不得归经所致。

很多疾病都会导致经期过长

一是血液病。如血小板减少性紫癜、再生障碍性贫血等，均可导致严重的子宫出血，使经期延长。其他如慢性贫血、慢性肝炎、肝硬化、肾炎等，可使血管壁脆弱、通透性增加，造成出血，使经期过长。

二是排卵性子宫出血。如黄体问题、盆腔炎、子宫息肉、子宫内膜炎等，均可引起经期延长，且一般伴有经量增多、下腹痛、腰骶坠痛、白带增多或赤带、黄带等。

三是慢性子宫肥大症（子宫肌炎）。因盆腔淤血，卵巢雌激素持续增高，使子宫肌层肥厚，引起经期过长。

四是宫内节育器放置不当或时间过长。

五是绝经期提前。35 岁以上女性，如果连续出现经期过长，需警惕是否为卵巢早衰引起的绝经。

如何自我按摩保健

穴位按摩可以调经止血，对经期过长有非常好的治疗和保健作用。尤其在不清楚是何种原因引起的经期过长时，积极进行自我穴位按摩是非常好的一种治疗方法。由于月经病不是一天就会产生的，所以调理起来需要的周期也往往比较长。女性在自我按摩的时候一定要树立信心，坚持按摩，最终一定能收到非常好的效果的。经期过长不宜艾灸，单纯的穴位按摩就能起效。

经期过长的自我按摩穴位有以下几个。

1. **血海穴**。位于大腿内侧膝上，屈膝，找到髌骨内侧端上 2 寸，股四头肌内侧头隆起处。具有补脾生血的作用。可用双手拇指同时按揉双侧血海穴，每次3～5 分钟，早、晚各一次，以穴位局部感到酸胀为宜。

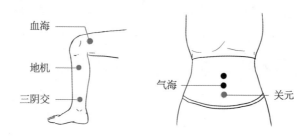

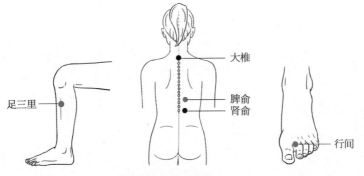

大椎

脾俞
肾俞

足三里

行间

经期过长的自我按摩穴位

2. **关元穴**。能调理胞宫气血，化生经血。可用食、中二指按揉关元穴，每次3～5分钟，早、晚各一次，以穴位局部感到酸胀为宜。

3. **三阴交穴**。能调理肝、脾、肾三阴经的气血，改善经期过长的情况。可用双手拇指同时按揉双侧三阴交穴，每次3～5分钟，早、晚各一次，以穴位局部感到酸胀为宜。

此外，气虚加**足三里穴**、**脾俞穴**，以健脾胃调经；血热加**行间穴**（位于足背第一、二趾趾蹼缘后方赤白肉际处）、**地机穴**，以清泻血分之热。可用双手食、中二指同时按揉双侧足三里穴、地机穴，双手拇指同时按揉双侧行间穴，每穴3～5分钟，早、晚各一次，以穴位局部感到酸胀为宜。

阅读心得

7. 月经有脾气，说来就来，说不来就不来

捏捏按按 做『优质』大美人

别人都说尤小姐特别有想法，千万不要以为是在夸她，其实完全是因为她爱斤斤计较，也特别爱生气。其实她也知道这样不好，还为此得过大病，但就是改不了。她的乳腺增生很严重，经常会疼，月经前更是疼得必须吃药才行；她的子宫肌瘤太多，只能做手术拿掉；她的甲状腺也有结节，而且每年都在增大，左侧的更大一些。即便如此，她还是改不了着急上火的脾气，为此得罪了不少同事。她因此在工作上非常不顺利，同事们都评上了先进，有的甚至连升好几级，只有她还是一个小职员。每次参加同事聚餐，她往往半途就会自己生气回家了，要是不去又感觉大家不喜欢她。她看过心理医生，也没什么用。近期她月经也不规律了，不生气时月经提前来，一生气月经就不来，不得不到医院就诊，进行针灸治疗。在针灸治疗的同时，医生建议她回家多按摩按摩穴位，尤其是生气的时候，可以按摩太冲穴、期门穴，多疏肝。按摩穴位不仅对月经不规律有很大的好处，对乳腺、子宫、甲状腺的疾病也有辅助治疗作用。

月经先后无定期

月经不按正常周期来潮，或提前或延后 7 天以上，且连续三个月经周期者，同时伴有月经量或多或少、色暗红、有血块，或经行不畅，胸胁、乳房、少腹胀痛，精神郁闷，容易生气，食欲下降，称为"月经先后无定期"或"经乱"。在女性青春期月经初潮 1 年内及更年期时出现月经先后无定期，若无其他症状，可不

予治疗；若仅提前或错后 3～5 天，也为正常现象，无需担心。本病相当于排卵性功能失调性子宫出血，若有经量持续增多、经期一直紊乱，常可发展为崩漏。

病因

月经先后无定期的发病机制是冲任气血不调，血海蓄溢失常，可分为肾虚、脾虚和肝郁三种类型。少年肾气未充，更年期肾气渐衰，或先天肾气不足、流产次数过多、久病大病均可导致肾虚；脾胃功能比较差，不注意饮食，总是为一点小事想不开，都会导致脾虚不能生成气血；爱生气的女性，生气时气乱，气乱则血乱。以上因素都会导致月经先后无定期。

如何自我按摩保健

"经贵有期"，只有月经周期正常了，才说明女性身体处于健康的状态，否则，月经失调会引起很多种疾病。穴位按摩可以调理冲任、补益气血、调节血海蓄溢功能，使月经恢复正常的生理周期。因此，当出现月经先后无定期时，一定要积极进行自我穴位按摩，坚持按摩 3 个月左右，这种月经周期异常的情况就能逐渐恢复。按摩时应每日或隔日，早、晚各一次，除经量特别多的时间外，都要持续按摩。

月经先后无定期的自我按摩穴位有以下几个。

1. **气海穴**。能补益气血、调理冲脉，使月经恢复正常的周期。可用食、中二指按揉气海穴，每次 3 分钟，以穴位局部感到酸胀为宜。

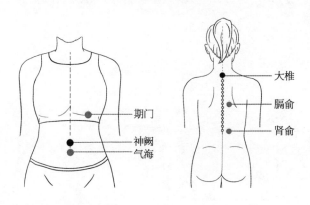

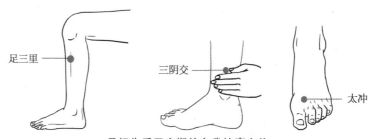

足三里　　　三阴交　　　太冲

月经先后无定期的自我按摩穴位

2. **膈俞穴**。位于背部,第7胸椎棘突下,旁开1.5寸处。能活血化瘀、调整月经周期。可将双手放于背后,用食、中二指同时按揉双侧膈俞穴,每次3分钟,以穴位局部感到酸胀为宜。

3. **肾俞穴**。能补益肾气、固摄气血,调整月经周期。可双手叉腰,双手拇指在后,按揉双侧肾俞穴,每次3～5分钟,以穴位局部感到酸胀为宜。

4. **期门穴**。能舒肝理气、蓄溢气血,使月经规律。可用双手食、中二指按揉双侧期门穴,每次3～5分钟,以穴位局部感到酸胀为宜。

5. **足三里穴**。能补益气血、健运脾胃,源源不断地化生经血,使月经正常。可用双手食、中二指同时按揉双侧足三里穴,每次3分钟,以穴位局部感到酸胀为宜。

6. **三阴交穴**。能调理肝、脾、肾三阴经的气血,对月经失调很有帮助。可用双手拇指同时按揉双侧三阴交穴,每次3分钟,以穴位局部感到酸胀为宜。

7. **太冲穴**。能舒肝理气、调节冲任。可用双手拇指同时按揉双侧太冲穴,每次3分钟,以穴位局部感到酸胀为宜。

阅读心得

----

8. 痛经真是一件让人绝望的事情

小白是一个特别活泼开朗的小姑娘,但有一件事让她苦不堪言,甚至可以说是生不如死,那就是痛经。其实,她并不是打一开始月经时就痛经的,但由于她不注意、不听劝,经常在经期吃冰淇淋、喝冷饮,结果慢慢地就开始痛经了。当她意识到痛经的痛苦时已经晚了,即使她经期再不接触冰冷的食物,还是每次月经都痛得死去活来。她尝试了各种方法,吃了很多药,都没有什么明显的效果。不仅什么东西都吃不下,还想吐。什么事也不能干,只能躺在床上熬过痛的时候。后来每次快到来月经的日子时,她就开始紧张,她甚至想把子宫切了算了,那样就再也不用疼了,但不可能真的去做。大家安慰她说,等结了婚,生了孩子后,痛经就会好了,是真的会好吗?

婚后就不会痛了吗

经血是由子宫内膜脱落产生的,如果经血不能顺利地排出或排出时受阻,就会引起疼痛,从而产生痛经。而产后子宫颈比之前更松弛,因此经血可以更顺畅地排出体外,这样痛经自然就减少了。这就是有的女性婚后或产后痛经消失的原因。但产生痛经的原因很多,比如妇科炎症或子宫的先天发育不良等问题引起的痛经,在产后是不能消除的。如果女性朋友有痛经的苦恼,应尽早到医院进行相关检查,接受必要的治疗,这才是缓解痛经的根本之道。

痛经会导致不孕吗

痛经对怀孕有影响。原发性痛经多发于未婚、未孕的女性,其生殖器官未发生器质性病变,一般对生育没有影响。但病理性痛经则可导致女性不孕,多由生殖器官病变引起,其病因较复杂,如子宫内膜异位症、子宫腺肌病、子宫肌瘤、子宫内膜息肉、宫腔粘连、盆腔炎症、子宫颈狭窄等都能引发痛经。不孕患者中,约半数以上有不同程度的痛经,通过治疗痛经,也可以帮助女性受孕。

如何自测是否为原发性痛经

原发性痛经几乎都是有排卵的,痛经大多发生在月经开始的数小时,且在2～3天后疼痛消失。原发性痛经的疼痛部位常在下腹部耻骨联合以上区域,呈阵发性胀痛或痉挛性疼痛。病理性痛经在非月经期往往也有盆腔痛,只是在月经期加重,疼痛与月经周期无关。顽固的原发性痛经可发展为病理性痛经,继续发展后合并不孕不育的发生率非常高。因此,如果出现盆腔炎症反复发作、痛经进行性加重、月经周期异常、月经过多等妇科问题时,都应尽早去医院检查,针对不同病因进行治疗。

如何自我按摩保健

80%的女性患有不同程度的痛经,其中2/3的女性痛经严重,有的人痛经发作时,甚至影响到正常的工作和生活。穴位按摩对预防和治疗痛经效果都很好,可在月经前5～7天开始自我按摩,月经来潮后停止,待下次月经来潮前再进行自我按摩。穴位按摩可以引血下行、活血化瘀、通络止痛。若手法得当,可使经期提前1～2天。随着经血排出,疼痛也会随之减轻或消失。此外,还可在按摩的同时,在相应的穴位处进行艾灸,可以提高缓解痛经的效果,对防治原发病也有好处。

缓解痛经的自我按摩方法及穴位有以下几种。

1. 按摩整个小腹。促进腹部的血液循环,止痛调经。可将右手放在小腹中间,紧贴腹部,慢慢按揉,直至小腹内有温热感为宜,每次5分钟。

2. 斜擦小腹两侧。具有疏肝理气、止痛调经的作用。可将双手置于小腹两侧，从后向前斜擦，以局部发热为宜，每次 5 分钟。

3. **三阴交穴**。有交通心肾、引火下行的作用，对所有妇科疾病疼痛均有缓解作用。可用双手拇指同时按揉双侧三阴交穴，每次 3 分钟。

4. **太冲穴**。具有疏肝止痛的作用。可用双手拇指同时按揉双侧太冲穴，每次 3 分钟。

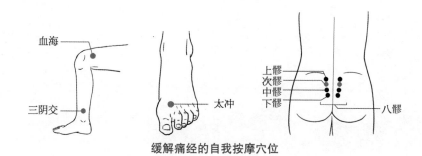

缓解痛经的自我按摩穴位

5. **血海穴**。具有引血归经的作用，能缓解月经期的小腹疼痛。可用双手拇指同时按揉双侧血海穴，每次 3 分钟。

6. **次髎穴**。位于髂后上棘与后正中线之间，平对第 2 骶后孔。是治疗痛经的特效穴。可用双手食、中二指指端按揉双侧次髎穴，每次 3 分钟。

Tips

痛经的穴位按摩，可每天早、晚各按摩一次。月经前一天可增加到每天 3～5 次，每次按摩的时间也可以增加。在疼痛明显时，可持续按摩或艾灸，直到疼痛减轻或停止。

阅读心得

- -

- -

二

白带、炎症巧对抗

9. 白带太多，内裤总是湿湿的

　　裘小姐的白带一直比较多，尤其是月经快来的时候，往往需要垫护垫，不然白带都能湿透几条裤子。每逢这种情况出现，她就可以判断马上要来月经了。但这对她的生活并没有太大的影响。直到有次和朋友出国去玩，没计划要游泳或者漂流，所以也没带游泳衣，正好看到有一个水上游玩项目特别好玩，就临时增加行程去了。河水浸湿她的衣裤，她也没及时更换，继续穿着湿衣服玩了大半天。第二天，她觉得会阴部有点痒，也不太舒服，但当时在国外不方便去医院，就想着回国后再看。结果第三天白带变成了黄色，也痒得非常厉害，让她坐立不安，一遍又一遍地清洗外阴，还是没有好转，回国后赶紧去治疗。但不知道是不是没有治疗彻底，她只要一劳累，白带就又多又黄，阴部也很痒，让她非常痛苦。医生建议她在治疗的同时多做穴位按摩，让机体功能更好，湿热邪气自然就会祛除彻底了。

何为白带过多

　　白带是女性阴道正常的分泌物，其分泌量过多会引起一系列的症状。白带过多是妇科最常见的一种临床症状。许多女性因白带过多就诊，但对白带的敏感性却因人而异。有些女性虽然白带很多，但并无任何不适感；而另一些女性白带正常或稍稍增多，外阴却有湿润不适感，急于求治。这与每个人的性格、社会地位及文化程度都有关系。实际上,受雌激素影响,健康女性会产生生殖道排液,也就是白带,这并不是疾病。因白带增多求诊的女性中,有很多是正常宫颈落液或阴道上皮细胞正常脱落而出现的生理性白带增多。因此,白带增多的患者应首先分清到底是不是病理性白带。

白带过多的原因

一是妇科病引起的白带过多。可根据白带的颜色、质、量、味及症状等做初步分析,常见的原因有生殖器疱疹、淋病、尖锐湿疣等。

二是孕期白带过多。女性妊娠后,卵巢的黄体分泌大量雌激素和孕激素,外阴组织腺体分泌旺盛,宫颈腺的分泌、阴道渗出液及脱落细胞混在一起形成白带,不断地排出体外。

三是压力性白带过多。长期精神压力过大会引起神经功能紊乱,影响人体内分泌调节,进而出现白带增多现象。

四是周期性白带过多。白带随月经周期而发生变化。

五是性生活频繁性白带过多。性生活时盆腔充血,继而阴道分泌物大量增加,白带明显增多。此外,女性出现性意念时,白带也会增多。

六是放节育环后白带过多。多数发生在放节育环后不久,也有的在放"V"型节育环后数年内出现。在用抗生素后症状会缓解甚至消失,但会经常复发。

如何自我按摩保健

白带过多时,应仔细观察白带的量(看其是否污染内裤或是否需用护垫)、白带的颜色、有无特殊气味、发生的时间、是否刺激外阴而致瘙痒、配偶是否患有泌尿生殖系统疾患等。无论哪种白带过多,都可以通过穴位按摩来治疗。穴位按摩不仅可以健脾除湿、补肾祛痰、健脾固肾、收敛止带,还能清热利湿,对各种原因引起的白带过多都有保健和治疗作用。

白带过多的自我按摩穴位有以下几个。

1. **足三里穴**。能健脾益气、强壮元气,增强肠胃消化系统功能,促进排除湿邪,从而使白带恢复正常。可用双手食、中二指同时按揉双侧足三里穴,每次3～5分钟,早、晚各一次,以穴位局部感到酸胀为宜。

2. **中脘穴**。位于上腹部,前正中线上,脐中上 4 寸。能健运脾胃、化湿止带。可用右手食、中二指按揉中脘穴,每次 3～5 分钟,早、晚各一次,以穴位局部感到酸胀为宜。

3. **三阴交穴**。是治疗内分泌失调的重要穴位。与足三里穴配合治疗白带过多,效果更佳。可用双手拇指同时按揉双侧三阴交穴,每次 3～5 分钟,早、晚各一次,以穴位局部感到酸胀为宜。

4. **阴陵泉穴**。能够化湿利水,治疗白带过多效果很好。可用双手拇指同时按揉双侧阴陵泉穴,每次 3～5 分钟,早、晚各一次,以穴位局部感到酸胀为宜。

5. **带脉穴**。位于腹侧部,第 11 肋骨游离端下方垂线与脐水平线的交点上。能够通调气血、温补肝肾,主治带脉及妇人经带疾患。可用双手食、中二指同时按揉双侧带脉穴,每次 3～5 分钟,早、晚各一次,以穴位局部感到酸胀为宜。

6. **白环俞穴**。骶正中嵴(第 4 骶椎棘突下)旁开 1.5 寸,约平第 4 骶后孔。与带脉合用,可增强利湿止带的效果。可将双手放在背后,用食、中二指同时按揉双侧白环俞穴,每次 3～5 分钟,早、晚各一次,以穴位局部感到酸胀为宜。

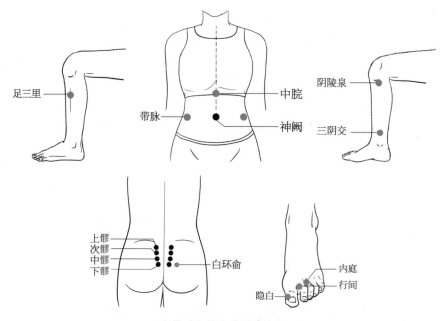

白带过多的自我按摩穴位

7. **隐白穴**。位于足大趾末节内侧,距趾甲角 0.1 寸。能健脾益气、升阳除湿。可用双手拇指同时按揉双侧隐白穴,每次 3～5 分钟,早、晚各一次,以穴位局部感到酸胀为宜。

此外,如果白带过多且有热象,可加用**内庭穴**(位于足背,第 2、3 跖骨结合部前方凹陷处）、**行间穴**（位于足背,第一、二趾间,趾蹼缘的后方赤白肉际处）,可用双手拇指按揉双侧内庭穴、行间穴,每次 3～5 分钟,早、晚各一次,以穴位局部感到酸胀为宜。

阅读心得

9　白带太多,内裤总是湿湿的

10. 白带过少，难以言说的不适

马小姐结婚一年多。她和老公是相亲认识的，由于两人年纪都不小了，两家父母就催得特别急，所以她和老公认识没多久就结婚了。但婚后夫妻生活一直不太和谐，每次同房的时候，她不仅没有愉悦感，反而觉得是一种折磨，就像完成任务一样，希望老公快点结束。慢慢地，她对夫妻生活甚至产生了抵触心理，老公非常不理解。两人之间的关系从闺房中的小问题，演变成了生活中的吵闹和矛盾，甚至想过离婚。后来，他俩为了挽救婚姻，深入地谈论了一次，她这才知道老公也觉得夫妻生活像走过场一样，老公也才知道她每次同房时都觉得非常疼。这时两人才发现，马小姐白带一直特别少，平时阴道稍微有点干涩不适，再加上每次夫妻生活时，两人并没有特别多的"前奏"，因此她才会特别疼。找到了症结所在，马小姐马上就去医院治疗，再配合自我穴位按摩，她感觉阴部有种从未有过的水润感。之后再进行夫妻生活时，马小姐有了一种全新的体验，她和老公也才真正地"性福"起来。

何为白带过少

白带明显减少时，会出现阴道干涩、灼热疼痛、性欲减退、性交不适等症状，可伴有头晕耳鸣、下肢酸软无力、焦躁不安、阴部毛发稀疏等情况。如果女性长期白带过少，还会导致阴道防御能力减弱，从而罹患阴道炎。因为白带中含有乳酸杆菌、溶菌酶和抗体，有抑制细菌生长的作用，可保护阴道免受细菌的感染。如果白带过少,则减轻或者消退了这种防护能力。

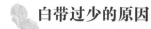 白带过少的原因

　　白带的形成与雌激素关系密切,故女性在青春期前一般是没有白带的。青春期后,卵巢发育,分泌雌激素,产生白带。由于雌激素的分泌时多时少,白带的质和量也会变化。白带过少是由卵巢功能失调或减退、雌激素水平低下引起的,常见于多次流产、哺乳时间过长、长期精神创伤及各种慢性疾病的女性。女性进入更年期后,由于卵巢逐渐萎缩、失去功能而使白带缺乏,也可视为白带异常。

如何自我按摩保健

　　女性朋友应对白带过少现象引起重视,否则长期白带过少会对身体产生危害。因此,一旦出现白带过少,需及时到医院检查,对症治疗。同时,在日常生活中,要增强免疫能力,提高激素分泌,使得白带恢复正常。"燥甚则痒",若白带过少,会阴缺乏滋润,瘙痒就出现了。通过穴位按摩,不仅能够补益气血、提高子宫和卵巢的功能、促进白带的分泌,还可使外阴瘙痒的症状改善,以治病求本。

　　穴位按摩对治疗白带过少非常有作用,主要有以下几个穴位。

　　1. **带脉穴**。能够通调气血、温补肝肾,主治带脉及妇人经带疾患。可用双手食、中二指同时按揉双侧带脉穴,每次 3～5 分钟,早、晚各一次,以穴位局部感到酸胀为宜。

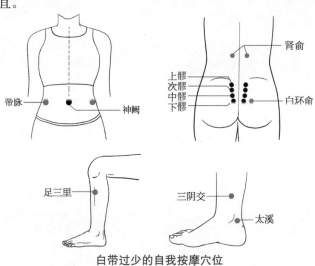

白带过少的自我按摩穴位

2. **肾俞穴**。位于第二腰椎棘突旁开 1.5 寸处。能补肾调经、化生白带。可将双手放在背后,用拇指同时按揉双侧肾俞穴,每次 3～5 分钟,早、晚各一次,以穴位局部感到酸胀为宜。

3. **白环俞穴**。位于骶区,横平第四骶后孔,骶正中嵴旁开 1.5 寸。与带脉合用,可促进白带分泌。可将双手放在背后,用食、中二指同时按揉双侧白环俞穴,每次 3～5 分钟,早、晚各一次,以穴位局部感到酸胀为宜。

4. **足三里穴**。能健脾益气、强壮元气、补益气血,增加白带量。可用双手食、中二指同时按揉双侧足三里穴,每次 3～5 分钟,早、晚各一次,以穴位局部感到酸胀为宜。

5. **三阴交穴**。是治疗内分泌失调的重要穴位,与足三里穴配合按摩以增加白带,效果更佳。可用双手拇指同时按揉双侧三阴交穴,每次 3～5 分钟,早、晚各一次,以穴位局部感到酸胀为宜。

6. **太溪穴**。位于足内侧,内踝后方与脚跟骨筋腱之间的凹陷处。能补肾水、滋阴,增加白带分泌。可用双手拇指同时按揉双侧太溪穴,每次 3～5 分钟,早、晚各一次,以穴位局部感到酸胀为宜。

Tips

女性朋友平时要经常清洗自己的外阴,清洗时用弱酸配方的女性护理液更适合。此外,还可饮用解冻的水,以清润滋阴,缓解女性白带过少,阴道干涩、瘙痒的症状。

阅读心得

11. 阴道炎,灼热瘙痒难耐

　　于小姐以前时不时会出现外阴瘙痒,但也不严重,因此没好好地治过,最多就是痒的时候自己在药店买点洗液,勤洗几次,也就好了。但她最近身体非常不舒服,经常会尿频尿急,甚至尿的时候还非常痛,一开始她也没在意,但后来这些现象发生得越来越频繁,也越来越严重了,感觉刚上完厕所就又想去,去的时候往往只能尿出来几滴,还疼得不行。她的白带最近特别多,有明显的臭味,外阴总是瘙痒,还有灼热感。去医院检查才知道,她得了阴道炎。她猜测,以前外阴瘙痒的时候,应该也是阴道炎,只是症状比较轻而已,所以才忽视了。当了解到阴道炎若治疗不及时,可能会影响怀孕,即使怀孕了还可能导致胎儿早产,她吓了一跳,因为她正在备孕。经过药物治疗再加上天天在家里做穴位按摩,她的阴道炎很快就好转了。现在她正等着一个"小天使"降临,变成一位幸福的妈妈呢。

🦋 恼人的阴道炎

　　会阴很隐蔽,是妇科疾病的多发区。阴部瘙痒、白带异常等各种不适影响女性的健康。发生阴道炎时,分泌物明显增多,呈灰白色、灰黄色或乳黄色,带有特殊的鱼腥臭味,性交时或性交后臭味加重,经期时或经期后臭味也可加重;外阴瘙痒,一般无明显时间性,但在休息状态及心情紧张状态下痒感更加明显;还会有灼热感,有些女性甚至出现性交痛,极少数女性出现下腹疼痛、性交困难及排尿异常;阴道黏膜上皮在发病时无明显充血表现。

阴道炎的病因及并发症

大量使用抗生素或用碱性液体过度冲洗阴道,抑制乳酸杆菌的生长,性生活混乱,性交频繁等均可导致致病性厌氧菌和加特纳菌大量繁殖,引起阴道微生物平衡失调,最终导致细菌性阴道炎。厌氧菌产生的脱羧酶可激发加特纳菌产生挥发性胺类,释放鱼腥臭味,还使阴道分泌物增加,从而导致本病。其实,此病命名"细菌性阴道病"比"阴道炎"更恰当。因其常与滴虫性阴道炎、宫颈炎、盆腔炎同时发生。此外,妊娠期细菌性阴道病常可引起不良围产期结局,如绒毛膜羊膜炎、羊水感染、胎膜早破、早产及剖宫产后或阴道产后子宫内膜感染等。

本病常可合并其他阴道性传播疾病。当合并淋球菌感染时,阴道分泌物为明显脓性,并可出现尿痛、排尿困难等尿路刺激症状;合并滴虫感染时,可出现泡沫状阴道分泌物,且瘙痒加剧,奇痒难忍;合并念珠菌感染时,阴道分泌物可呈现为凝乳状或豆腐渣样。

如何自我按摩保健

穴位的按摩是治疗阴道炎症的好帮手。通过穴位按摩能够帮助女性朋友有效舒缓白带异常、阴部感染产生的各种不适感。辅助治疗症状严重的阴道炎时,有助于消炎、止痒,可以减轻常规药物的使用剂量、使用时间,并能增加疗效,防止反复发作。若阴道炎症状较轻时,坚持自我按摩一段时间,能使阴道炎症状减轻或完全消失。

阴道炎的自我按摩穴位有以下几个。

1. **太冲穴**。能清肝热、除肝火,对压力引起的白带异常及瘙痒感有很好的效果。可用双手拇指按揉双侧太冲穴,每次 3～5 分钟,早、晚各一次,以穴位局部感到酸胀为宜。

2. **合谷穴**。能改善人体反复感染、发炎体质,抑制瘙痒等不适感。可用拇指按揉对侧合谷穴,两侧交替按摩,每次 3～5 分钟,早、晚各一次,以穴位局部感到酸胀为宜。

3. **曲池穴**。能泄热、清邪热,有助于减少阴部分泌物,还能抑制阴部瘙痒。可用拇指按揉对侧曲池穴,两侧交替按摩,每次 3～5 分钟,早、晚各一次,以穴位局部感到酸胀为宜。

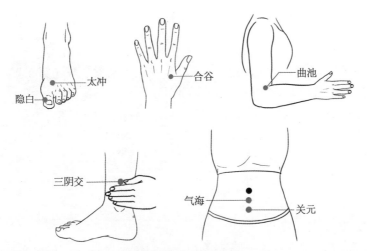

阴道炎的自我按摩穴位

4. **隐白穴**。能减轻阴道炎等妇科疾病症状。可用双手拇指同时按揉双侧隐白穴,每次 3～5 分钟,早、晚各一次,以穴位局部感到酸胀为宜。

5. **三阴交穴**。是调节女性内分泌失调的重要穴位,对多种阴道炎的症状都有改善作用。可用双手拇指同时按揉双侧三阴交穴,每次 3～5 分钟,早、晚各一次,以穴位局部感到酸胀为宜。

6. **关元穴**。能补益气血、增强免疫力;且位于胞宫附近,有助于治疗反复发作的阴道炎。可用右手食、中二指按揉关元穴,每次 3～5 分钟,早、晚各一次,以穴位局部感到酸胀为宜。

Tips

> 为预防阴道炎的发生,要做好个人清洁卫生工作。勤换内裤,尽量穿通风透气的棉质衣裤,不要为了美丽将自己裹得紧紧的;不要食用过量生冷、冰凉的食物。此外,要多喝温开水、放松心情、有充足的睡眠,以提高抵抗力、减少阴部反复感染,有助于白带正常,使发炎、瘙痒等症状消失。

阅读心得

12. 白带浓稠变多，应警惕宫颈炎

　　每个女性都会有这样或那样的妇科问题，女性朋友都习以为常，往往没有引起重视。很多女性即使出现了白带异常、阴部瘙痒，也并没有到医院治疗过。胡女士就是这样。她知道自己有妇科的问题，但是认为应该不严重，也就没管。直到某次公司的体检增加了妇科检查，她才做了宫颈刮片，测了白带。体检时，医生仔细询问她的白带和月经情况，后来医生说她得了慢性宫颈炎。而且她结婚多年都没有孩子，医生说有可能是长期的宫颈炎导致的不孕，让她赶紧去妇科门诊治疗，否则不光是不能怀孕，任其发展下去甚至有可能变成癌症。

何为宫颈炎

　　宫颈炎是育龄女性的常见妇科疾病，其临床表现与早期宫颈癌极其相似，不易鉴别，且与宫颈癌的发生有一定关系，故应重视。宫颈炎分为急性和慢性两种，以慢性宫颈炎多见。主要表现为白带增多，呈浓稠的黏液或脓性黏液，有时可伴有血性或夹有血丝。长期慢性机械性刺激是导致宫颈炎的主要诱因，如性生活过频、习惯性流产、分娩及人工流产术等损伤宫颈，导致细菌侵袭形成炎症；或由于化脓菌直接感染，或是高浓度的酸性或碱性溶液冲洗阴道，或是阴道内放置或遗留异物感染所致。

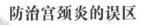 **防治宫颈炎的误区**

有些人认为,已婚女性都会有宫颈炎,但它既不影响工作,又不影响生活,治疗与不治疗都是一样的。有些人认为,宫颈炎是癌前病变,谈癌色变,进而影响到个人情绪乃至日常生活。这两种观点都是不正确的。慢性宫颈炎和宫颈癌有一些共同症状,如性交后出现阴道点滴出血或白带带血丝。若出现这种情况,一定要立刻做宫颈涂片、阴道镜宫颈活检等,排除癌症后,再治疗宫颈炎。

如何自我按摩保健

穴位保健按摩可以预防和改善妇科炎症。穴位按摩能起到清利湿热、止痒、补气养血的作用,对各种原因引起的宫颈炎都有好处。宫颈炎若不及时治疗,可能会发展成为严重的妇科疾病。因此,一旦确诊宫颈炎,就要积极治疗,并坚持自我穴位按摩治疗和保健。

宫颈炎的自我按摩穴位有以下几处。

1. **气海穴**。能够通调气血,治疗各种妇科疾病。可用右手食、中二指按揉气海穴,每次 3～5 分钟,早、晚各一次,以穴位局部感到酸胀为宜。

2. **关元穴**。能调节冲、任、督、带与胞宫功能,提高抵抗力,治疗宫颈炎。可用右手食、中二指按揉关元穴,每次 3～5 分钟,早、晚各一次,以穴位局部感到酸胀为宜。

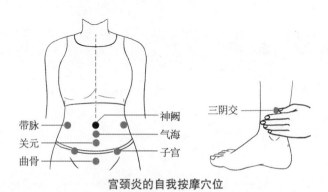

宫颈炎的自我按摩穴位

3. **三阴交穴**。对各种妇科炎症都有很好的改善作用。可用双手拇指同时按揉双侧三阴交穴,每次 3～5 分钟,早、晚各一次,以穴位局部感到酸胀为宜。

4. **曲骨穴**。位于腹部中线,耻骨联合上缘凹陷处。能调经止痛,对宫颈炎引起的月经失调、带下问题都有好处。可用右手食、中二指按揉曲骨穴,每次 3～5 分钟,早、晚各一次,以穴位局部感到酸胀为宜。

5. **子宫穴**。位于下腹部,脐中下 4 寸,正中线旁开 3 寸。能调经理气、消炎止带,对治疗宫颈炎很有帮助。可用双手食、中二指同时按揉双侧子宫穴,每次 3～5 分钟,早、晚各一次,以穴位局部感到酸胀为宜。

6. **带脉穴**。能消炎止带,治疗宫颈炎。可用双手食、中二指同时按揉双侧带脉穴,每次 3～5 分钟,早、晚各一次,以穴位局部感到酸胀为宜。

阅读心得

13. 腹部坠痛不适，可能是盆腔炎

　　汪女士气血不足，特别容易感到疲倦，经常失眠，有时候还会出现低热，她觉得自己一直都是"亚健康"的。而她最痛苦的是经常会肚子坠痛，这种痛说不清楚，也描述不出来，但是让她难以忍受，特别是在劳累、经期前后或夫妻生活后。医生说她是因为剖宫产手术后护理不当，引起感染导致的。她产后连续高热了一周，用了很多抗生素才把热度退下去，后来恶露也一直排不干净，专门吃了半个月的中药加西药，最后才干净的。但自那以后，她就经常觉得肚子疼、腰疼、白带增多，每次月经时经量也多，甚至是生孩子前经量的两倍。她以为自己的这些毛病都是失血太多造成的，但是吃了很多阿胶也没用。这些症状折磨得她无法正常生活，她下决心彻底治疗。于是吃药配合针灸、自我按摩，连续治疗了半年多，终于有所好转。

何为盆腔炎

　　女性盆腔生殖器官及其周围的结缔组织发生炎症就是盆腔炎。包括子宫炎、输卵管炎、卵巢炎、盆腔结缔组织炎及盆腔腹膜炎，可一处或几处同时发病，是常见妇科病之一。急性盆腔炎起病急、病情重，可出现下腹疼痛、发热、寒战、体温高、心率快，下腹肌紧张、压痛及反跳痛，阴道有大量的脓性分泌物，有明显触痛。慢性盆腔炎起病慢、病程长，全身症状多不明显，可有低热，特别容易疲劳，有下腹坠痛、腰痛等，子宫常呈后位，活动受限或粘连固定。

治疗贵在坚持

患上盆腔炎要立刻就医,早治早好。同时也要放松心情,要重视疾病、重视治疗,但不要精神过于紧张;在病情缓解的情况下也不要松懈,要继续坚持治疗,直至治愈。否则不但错失了最佳的治疗时机,也会给将来带来严重的后果。此外,盆腔炎容易导致身体发热,要多喝水;应避免不必要的妇科检查,以免扩大感染,引起炎症扩散。医务人员需严守无菌操作,以免发生感染而引发盆腔炎。为预防起见,手术后可服用抗生素预防感染。

如何自我按摩保健

穴位按摩只能用于治疗慢性盆腔炎。慢性盆腔炎多由急性盆腔炎治疗不当迁延所致;也有部分患者急性期不明显,一开始发病即为慢性。患有盆腔炎的女性可以采用自我按摩法辅助配合治疗,以增加治疗效果。穴位按摩可以补益正气、化生气血、消炎止带、活血止痛,既可祛除炎症,又能提高抵抗力,对治疗慢性盆腔炎非常有作用。按摩时需要坚持按摩 6～8 个月才能有明显的治疗效果。为了提高疗效,也可以在以下穴位上加用艾灸,每穴 5～10 分钟,每日或隔日一次,以皮肤发红、发热,小腹及腰部发热为宜。

慢性盆腔炎的自我按摩穴位有以下几处。

1. **足三里穴**。能补脾健胃、调和气血。可用双手食、中二指同时按揉双侧足三里穴,每次 3～5 分钟,早、晚各一次,以穴位局部感到酸胀为宜。

2. **血海穴**。可活血化瘀,改善盆腔的血液循环,消除炎症。可用双手拇指同时按揉双侧血海穴,每次 3～5 分钟,早、晚各一次,以穴位局部感到酸胀为宜。

3. **三阴交穴**。消炎止带的重要穴位。可用双手拇指同时按揉双侧三阴交穴,每次 3～5 分钟,早、晚各一次,以穴位局部感到酸胀为宜。

4. **脾俞穴**。能健脾和胃、祛湿止带。可将双手放在背后,用食、中二指同时按揉双侧脾俞穴,每次 3～5 分钟,早、晚各一次,以穴位局部感到酸胀为宜。

5. **带脉穴**。能健脾、消炎、止带,治疗各种经带疾病。可用双手食、中二指同时按揉双侧带脉穴,每次 3～5 分钟,早、晚各一次,以穴位局部感到酸胀为宜。

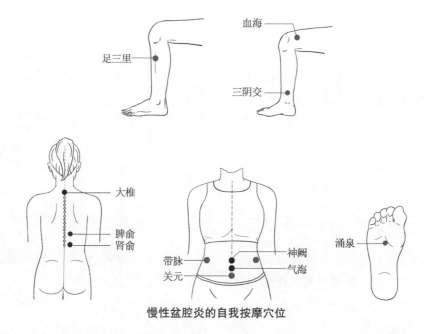

慢性盆腔炎的自我按摩穴位

6. **肾俞穴**。能温补肾阳、强腰壮骨，可治疗盆腔炎。两手叉腰，将拇指按在同侧肾俞穴，其余四指附在腰部，适当用力揉按 3～5 分钟。

7. **关元穴**。可益气壮阳、调理气机，对盆腔炎很有疗效。可用右手食、中二指按揉关元穴，每次 3～5 分钟，早、晚各一次，以穴位局部感到酸胀为宜。

8. **涌泉穴**。能补肾益气，提高机体抵抗力，有助于盆腔炎早日康复。可用双手拇指同时按揉双侧涌泉穴，也可将脚心互搓，每次 3 分钟，以穴位局部感到酸胀、发热为宜。

阅读心得

14. 老年性阴道炎，尽早防治享舒适

刘阿姨有老年性阴道炎，每次一劳累，或者心情不好、生气的时候就会发作。夏天的时候特别容易发，可以说现在已经变成了慢性困扰。以前她是做公交售票员的，因为在出车的途中没办法上厕所，所以她经常不敢喝水。即使天很热，也不敢多喝。万一出车途中想上厕所了，也只能先忍着。因此，年轻的时候她得过尿道炎和阴道炎，还住过院。等到退休，很多以前没有的问题就忽然都出现了，她现在想保养也来不及了。老年性阴道炎让她坐立难安，还有小腹下坠、尿频、尿急等症状。她也治过，但好了还是会复发。医生说因为她的抵抗力太差了，所以没办法彻底治愈。她就每天按摩按摩足三里穴、三阴交穴和气海穴，一段时间后，她感觉老年性阴道炎好像发得比以前少了，每次症状也轻了。

何为老年性阴道炎

主要表现为绝经前后多种原因导致阴道局部抵抗力低下，从而感染致病菌所致的阴道炎症，严重时可引起阴道狭窄甚至闭锁。现代医学认为，绝经后的中老年女性，卵巢功能衰退，雌激素水平降低，阴道壁萎缩，黏膜变薄，阴道 pH 值上升，乳酸杆菌失去作用，阴道自洁防卫能力受到破坏，局部抵抗力下降，致病菌容易入侵繁殖引起炎症。老年性阴道炎又称为萎缩性阴道炎。

主要症状有哪些

发生老年性阴道炎时,阴道分泌物增多,分泌物稀薄,呈淡黄色,严重者呈脓血性白带,有臭味;外阴出现瘙痒、灼热感;阴道黏膜萎缩,可伴有性交痛;侵犯尿道时可出现尿频、尿急、尿痛等泌尿系统的刺激症状;炎性分泌物引流不畅可形成阴道积脓或宫腔积脓;有时还会出现小便失禁的情况。

穿衣有道很重要

老年性阴道炎好发于夏天。在闷热、潮湿的时节,中老年女性朋友若没有注意自身衣着的透气性,使会阴长时间处在闷热、没有通风透气的环境中,容易使身体排出的汗水与分泌物聚集在阴部。若不能及时通风,则易滋生细菌,造成阴部感染,从而引发白带异常等问题。因此,中老年女性在家的时候一定要穿着宽松、透气的衣服;外出回家后也要尽早将外衣脱掉,换上舒适的居家服。

如何自我按摩保健

中医认为,中老年女性年老体弱,肝肾阳虚,精血不足,血虚化燥生风作痒,从而出现了老年性阴道炎。穴位按摩可以益肾潜阴,清热止带,化湿止痒,能够提高阴道的抵抗力,抑制细菌生长。穴位按摩不仅经济实惠,也最安全。不用花一分钱,只需每天花点时间,就能起到保健和治疗的作用。只要坚持按摩,并注意穿衣的透气性,相信明年夏天,就再也不会受老年性阴道炎的困扰了。

老年性阴道炎的自我按摩穴位有以下几处。

1. **带脉穴**。能够通调气血、温补肝肾,主治带脉及妇人经带疾患。可用双手食、中二指同时按揉双侧带脉穴,每次 3～5 分钟,早、晚各一次,以穴位局部感到酸胀为宜。

2. **气海穴**。位于腹部,可以源源不断地补充人体的正气,化生气血,促进妇科疾病尽早康复。可用右手食、中二指按揉气海穴,每次 3～5 分钟,早、晚各一次,以穴位局部感到酸胀为宜。

3. **三阴交穴**。能消炎、化湿、止带,对治疗老年性阴道炎效果很好。可用双

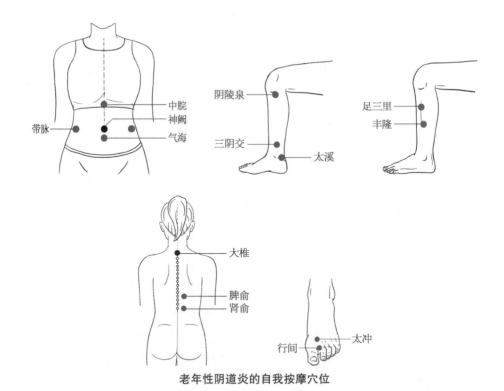

老年性阴道炎的自我按摩穴位

手拇指同时按揉双侧三阴交穴，每次 3～5 分钟，早、晚各一次，以穴位局部感到酸胀为宜。

4. **足三里穴**。能改善脾胃功能，增强体质，提高免疫力和抵抗力，可以防止老年性阴道炎出现和复发。用双手食、中二指同时按揉双侧足三里穴，每次 3～5 分钟，早、晚各一次，以穴位局部感到酸胀为宜。

5. **肾俞穴**。能补肾调经，增加白带分泌。可将双手放在背后，用双手拇指同时按揉双侧肾俞穴，每次 3～5 分钟，早、晚各一次，以穴位局部感到酸胀为宜。

6. 按揉小腹。可以促进胞宫的血液循环，增加血液的滋养，还能清热、除湿、止痒。可用右手掌根按揉整个小腹，每次 3～5 分钟，早、晚各一次，以小腹发热为宜。

此外，肝胆湿热时，加**太冲穴**、**行间穴**、**阴陵泉穴**；脾虚湿盛时，加**丰隆穴**（位于小腿前外侧，外踝尖上八寸，距胫骨前缘二横指）、**脾俞穴**、**中脘穴**；阴虚湿热时，加**太溪穴**、**丰隆穴**、**行间穴**。根据症状选择按摩相应的穴位，以起到疏肝利胆、健脾除湿、滋阴清热的功效。按摩时，每穴 3～5 分钟，早、晚各一次，以穴位局部感到酸胀为宜。

15. 白带带血，先做检查再按摩

　　姜女士今年45岁，大约两年前她开始出现白带带血。开始时只是觉得小腹闷痛，月经前后的白带有点褐色，点点滴滴，她也分不清楚究竟是月经还是白带。后来在不来月经的时候，经常可以在白带中看到血丝，有时候还有血块，她就开始担心起来。她年轻时得过阴道炎，后来自己好了；35岁时单位体检，发现有宫颈糜烂2度，这么多年来也没加重，每次做的活检也都正常。差不多是上次体检后两个月，她开始出现褐色白带，下一年单位体检的时候她正好是经期，就没检查，医生让她隔几天自己去门诊查，她觉得也没特别不舒服，就没查。慢慢地，白带中出现了血丝、血块，她担心自己得了不好的病，不敢去检查，就拖着。每次她小腹痛，或者看到内裤上白带带血的时候，就更害怕了，常常自己偷偷哭，也不敢和老公、儿子说。她就自己在家按摩穴位，还在肚子上和足三里穴艾灸。一段时间后，她发现肚子舒服了，白带也好了。她鼓足勇气去医院检查，发现宫颈糜烂3度了，糜烂的范围也很大，但活检并没有癌细胞，她这才放心下来。做完治疗后，她继续坚持按摩和艾灸，充满信心地享受生活了。

血性白带

　　白带带血在医学上称为血性白带，即白带中混有血，但血量多少不一。应警惕宫颈癌、子宫内膜癌等恶性肿瘤的可能性。但宫颈息肉、宫颈糜烂、黏膜下肌瘤、功能失调性子宫出血、老年性阴道炎等良性病变也可导致血性白带，宫内

47

节育器引起的白带中带血丝也较为多见。如果女性朋友发现自己白带的颜色、气味、量、外观出现异常变化，应及时到医院找妇科医生进行检查、诊断、治疗。此外，育龄期女性白带过少、外阴干涩不适，常因卵巢功能减退、性激素分泌过少引起，也可导致月经之后白带带血。

 ## 与白带带血相关的妇科疾病

1. 阿米巴原虫感染。可见带血的浆液性或黄色黏性分泌物，有时其中混有细小的烂肉样物（看似黄色酱汤）。

2. 输卵管癌。由于肿瘤刺激输卵管上皮产生渗液及病变组织坏死，白带呈间歇性的清澈、黄红色液体，一阵一阵地从阴道向外流出，绵绵不断。

3. 宫颈癌、阴道癌、子宫体癌。白带量较多，呈淘米水样，浑浊而有恶臭，有时混有血液，呈淡粉色。

 ## 如何自我按摩保健

穴位按摩只能用于治疗妇科炎症引起的白带带血，若是由癌肿引起的白带带血，仅靠按摩其效果是不够的，必须在医院接受妇科治疗，千万不可耽误病情。穴位按摩可以补益气血，化湿止带，活血止痛、止血，能辅助治疗原发病，同时还能提高抵抗力，对治疗血性白带很有好处。只要坚持自我按摩，一定会有很好的效果；也可在穴位上加用艾灸，每穴5～10分钟，每日或隔日一次，以皮肤发红、发热，小腹、腰部发热为宜。

血性白带的自我按摩穴位有以下几个。

1. **关元穴**。能调节冲、任、督、带与胞宫功能，提高抵抗力，治疗妇科炎症。可用右手食、中二指按揉关元穴，每次3～5分钟，早、晚各一次，以穴位局部感到酸胀为宜。

2. **三阴交穴**。对各种妇科炎症都有很好的改善作用。可用双手拇指同时按揉双侧三阴交穴，每次3～5分钟，早、晚各一次，以穴位局部感到酸胀为宜。

3. **子宫穴**。位于下腹部，脐中下4寸，正中线旁开3寸。能调经理气、消炎止带。可用双手食、中二指同时按揉双侧子宫穴，每次3～5分钟，早、晚各一次，以穴位局部感到酸胀为宜。

4. **带脉穴**。能消炎止带，治疗妇科炎症。可用双手食、中二指同时按揉双

捏捏按按　做「优质」大美人

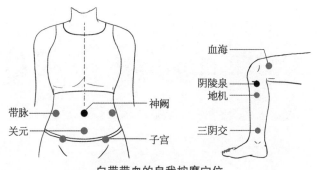

白带带血的自我按摩穴位

侧带脉穴,每次 3~5 分钟,早、晚各一次,以穴位局部感到酸胀为宜。

5. **血海穴**。位于大腿内侧,髌底内侧端上 2 寸,股四头肌内侧头的隆起处。能活血化瘀、补血养血、引血归经,以止带止血。可用双手拇指同时按揉双侧血海穴,每次 3 分钟,以穴位局部感到酸胀为宜。

6. **地机穴**。位于小腿内侧,当内踝尖与阴陵泉穴的连线上,阴陵泉穴下 3 寸。能健脾渗湿、调经止带。可用双手拇指同时按揉双侧地机穴,每次 3 分钟,以穴位局部感到酸胀为宜。

阅读心得

----

16. 出现花色白带，一定一定要去医院

50多岁的马女士经常肚子疼,吃过药效果不明显,还服用过膏方,吃了反而更难受。医生经过详细问诊,发现她的问题应该不在胃肠,而在妇科。几年前,她的月经每次都十几天,平时白带里也偶尔有血丝。两年前,有次月经四十几天,断断续续一直有,她搞不清到底是月经还是白带带血,才去医院检查做了诊刮,医生说结果不好,建议她进一步检查以明确诊断。她很害怕,就再也没有去看过,特别疼的时候就自己在家艾灸,能缓解一下,近一段时间也好多了。两年前的报告已经显示了她有宫颈癌的癌前病变,她害怕查出自己得了癌症,因此就一直逃避。医生劝告她逃避是没有用的,应积极面对,寻找正确的治疗方法,在癌症的早期或超早期治疗,疗效会非常好。听了医生的话之后,她答应第二天就去医院认真治疗。

宫颈癌是高发病

宫颈癌是人体最常见的肿瘤之一,不但在女性生殖器官疾病中占首位,而且是女性各种恶性肿瘤中最多见的。我国宫颈癌死亡率是总癌症死亡率的第四位,女性患癌症死亡率的第二位。宫颈癌患者的平均发病年龄以40～50岁为最多,60～70岁又有一高峰出现,20岁以下少见。

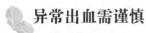 异常出血需谨慎

年轻患者常表现为接触性出血，出血发生在性生活、妇科检查及便后。出血量可多可少，一般根据病灶大小、侵及间质内血管的情况而定。早期出血量少，晚期病灶较大时可表现为大量出血。一旦侵蚀较大血管，可能引起致命性大出血。年轻患者也可表现为经期延长、周期缩短、经量增多等，老年患者常主诉绝经后不规则阴道流血。

如何自我按摩保健

出现花色白带后，一定要先去医院进行检查，千万不可耽误病情。若确诊宫颈癌，仅靠穴位按摩是不能治愈的，一定要进行规范的临床诊治。在接受治疗的同时，可以进行自我穴位按摩的辅助治疗。穴位按摩可以补益气血，化湿止带，活血止痛、止血，同时还能提高抵抗力。也可在穴位上加用艾灸，每穴5～10分钟，每日或隔日一次，以皮肤发红、发热，小腹、腰部发热为宜。

花色白带的自我按摩穴位有以下几个。

1. **关元穴**。能调节冲、任、督、带与胞宫功能，提高抵抗力，辅助治疗宫颈癌。可用右手食、中二指按揉关元穴，每次3～5分钟，早、晚各一次，以穴位局部感到酸胀为宜。

2. **三阴交穴**。对各种妇科疾病都有很好的改善作用。可用双手拇指同时按揉双侧三阴交穴，每次3～5分钟，早、晚各一次，以穴位局部感到酸胀为宜。

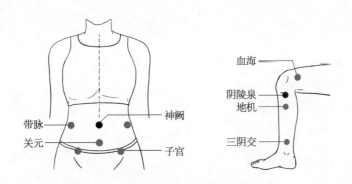

花色白带的自我按摩穴位

3. **子宫穴**。位于下腹部,脐中下 4 寸,前正中线旁开 3 寸。能调经理气、消炎止带。可用双手食、中二指同时按揉双侧子宫穴,每次 3～5 分钟,早、晚各一次,以穴位局部感到酸胀为宜。

4. **带脉穴**。能消炎止带,辅助治疗宫颈癌。可用双手食、中二指同时按揉双侧带脉穴,每次 3～5 分钟,早、晚各一次,以穴位局部感到酸胀为宜。

5. **血海穴**。位于大腿内侧,髌底内侧端上 2 寸,股四头肌内侧头的隆起处。能活血化瘀、补血养血、引血归经,以止带止血。可用双手拇指同时按揉双侧血海穴,每次 3 分钟,以穴位局部感到酸胀为宜。

6. **地机穴**。位于小腿内侧,当内踝尖与阴陵泉穴的连线上,阴陵泉穴下 3 寸。能健脾渗湿、调经止带。可用双手拇指同时按揉双侧地机穴,每次 3 分钟,以穴位局部感到酸胀为宜。

阅读心得

三

穴位保健助好『孕』

17. 备孕不要急，全身按一按

　　薛小姐结婚三年了，可是肚子还没有一点动静。由于结婚时她已经28岁，不算年轻了，所以也没采取任何避孕措施，准备顺其自然地怀孕。结果三年过去了，还是没有怀上，这可急坏了婆婆和妈妈。最近两人经常借着吃饭的时候询问他们小夫妻准备什么时候要孩子，她和她老公的耳朵都要起茧了。当她们得知两人3年都没要上孩子后，更是着急上火了，连连催薛小姐去医院检查。薛小姐也想知道自己是不是有问题，于是就去检查了，结果查了一圈下来，就只发现了几个小子宫肌瘤，但并不影响怀孕，血的激素指标也都是好的；接着她老公也迫于压力去检查了一圈，也是全部正常的。这就奇怪了，到底是为什么怀不上呢？医生建议她回家之后自己按摩和艾灸一些穴位。结果刚过去一个多月，就传来了她怀孕的喜讯。

备孕不顺时，首先要查清原因

　　不孕不育症是指婚后夫妇在未避孕的情况下，有正常的性生活2年而未受孕的一种病症。不孕不育的原因有很多，有男方原因，也有女方原因，还可分为原发性不孕与继发性不孕两种。如果出现不孕不育，首先需要做进一步检查以了解清楚原因。由女方原因造成的不孕，常见的有输卵管的问题、排卵的问题、免疫的问题、内分泌紊乱及各种炎症等。根据病因的不同，治疗的方案也不一样。除了极少数情况外，只要积极治疗，很快都能拥有一个自己的宝宝，成为一个幸福的妈妈的。

心情好很重要

除了身体的原因，心理因素也会影响育龄期女性受孕。正因为怀孕跟心情有一定的关系，所以千万不要给自己太大的压力。不要每到排卵期就过于紧张，也不要像完成任务一样进行夫妻生活，这些都非常不利于女性怀孕。相反的，以一种愉悦的心情备孕，说不定很快就能成功怀孕，这样生出来的宝宝也一定是一个乐观、开朗的宝宝。此外，掌握必要的性知识和备孕知识也是非常重要的。

如何自我按摩保健

备孕期进行自我穴位按摩保健，就如同很多人备孕的时候吃中药调理一样，对促进女性怀孕非常有帮助。按摩穴位可改善女性内分泌和生殖功能，有益于卵巢和子宫，从而提高受孕率。穴位按摩可以改善子宫和卵巢的血液循环，对于受精卵着床、胚胎的正常发育都非常有好处。当然，如果在按摩的同时，在相应的穴位上加以艾灸，疗效会更显著。艾灸时每穴 5～10 分钟，以皮肤潮红、发热为宜。

备孕期的自我按摩穴位有以下几处。

1. **关元穴**。位于腹部，不仅可以补益气血，还对提高子宫和卵巢功能都很有帮助。可用食、中二指按揉关元穴，每次 3～5 分钟，以穴位局部感到酸胀为宜，早、晚各一次。

2. **肾俞穴**。位于第二腰椎棘突旁开 1.5 寸处。能补益肾气，提高卵子的质

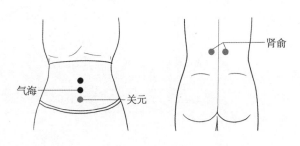
气海 — 关元 — 肾俞

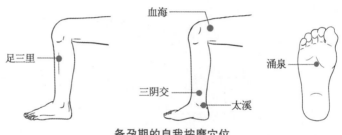

备孕期的自我按摩穴位

量,帮助怀孕。可双手叉腰,双手拇指在后按揉同侧肾俞穴,每次 3～5 分钟,以穴位局部感到酸胀为宜,早、晚各一次。

3. **足三里穴**。对由于脾胃虚弱、气血不足导致的不孕非常有作用。可用双手食、中二指指端同时按揉双侧足三里穴,每次 3～5 分钟,早、晚各一次。

4. **血海穴**。可化生气血、滋养胞宫。用双手拇指同时按揉双侧血海穴,每次 3 分钟,以穴位局部感到酸胀为宜,早、晚各一次。

5. **三阴交穴**。可调理肝、脾、肾三阴经的气血,提高女性的生殖功能。可用双手拇指同时按揉双侧三阴交穴,每次 3 分钟,以穴位局部感到酸胀为宜,早、晚各一次。

6. **太溪穴**。位于足内侧,足内踝的后方。按摩此穴可以补充肾气,提高女性的生殖功能。用双手拇指指端按揉同侧太溪穴,每次 3～5 分钟,早、晚各一次。

7. **涌泉穴**。能补肾气、益精血,促进怀孕。可用双手拇指同时按揉双侧涌泉穴,也可将脚心互搓,每次 3 分钟,以穴位局部感到酸胀、发热为宜,早、晚各一次。

阅读心得

56

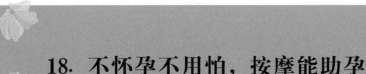

18. 不怀孕不用怕，按摩能助孕

魏小姐结婚8年，查出不孕也已经快6年了。她每周都要到医院去检查、拿药，每次去看病都要花大半天甚至是一天时间，这么多年下来，都快坚持不下去了。而且，她的月经还是时好时坏，多囊卵巢综合征和子宫肌瘤没缓解也没加重。医生建议她去做试管婴儿，但她不想做伤害身体的事情。促排、抽卵、移植，都要用好多药物，可能对身体有一定伤害的，而且一次成功的概率实在太小了。她听说针灸能提高试管的成功率便去咨询了医生。医生告诉她，如果比较着急的话，可以针灸一段时间再去做试管；如果不急的话那就坚持针灸一段时间，说不定会自己怀上；还可以针灸配合人工授精。魏小姐选择了针灸配合人工授精，结果不到三个月的时间就真的怀孕了。这与她在治疗的同时，每天都会在家里自己按摩穴位、艾灸有一定的关系。

不孕女性多有原发病

很多年轻女性一直有月经或妇科炎症的问题，但并没有引起重视，直到婚后几年还不能怀上宝宝，才去医院检查。而此时她们的妇科问题往往已经很严重了，如闭经、痛经、稀发月经或少经、不规则阴道出血等；妇科炎症问题也更多了，如子宫颈、阴道炎性疾病致阴道分泌物增多、附件肿物、增厚及压痛；还有些内分泌问题引起的不孕，可出现毛发分布异常、乳房及分泌异常、子宫内膜发育迟缓、子宫发育不良和畸形等。

57

过胖或过瘦都不行

许多不孕的女性只关心如何调理身体，却极少有人关注体重对怀孕的影响。其实，对于有些太瘦或太胖的女性，努力几年也怀不上。因为过胖或过瘦都能导致月经不调、卵巢功能紊乱，从而引起不孕。如甲状腺功能低下、内分泌紊乱、多囊卵巢综合征、长期服用某些药物等，都能让女性看起来"水肿"、肥胖，当然，她们不仅卵巢功能不正常，月经也是失调的，所以会不孕。而孕前过瘦，尤其是节食减肥的女孩子，不仅雌激素水平比较低下，还容易营养不良，导致卵子质量不好或月经不正常，难以受孕。所以，瘦女孩想要怀孕必须进行适量的增重。

如何自我按摩保健

中医认为，导致女性不孕的原因主要可分为以下 3 种：肾虚、痰湿和血瘀。正确使用穴位按摩的方法按摩一些穴位，不仅能够辅助治疗原有的疾病，还能显著提高女性生殖系统的功能，促进排卵，提高卵子质量，可以有效助孕。此外，在按摩的同时加用艾灸，会增强效果。每次艾灸 10～15 分钟，以皮肤潮红、发热为宜。最好在艾灸后，肚子、后背、四肢都是温热的，这样更有助于怀孕。

女性不孕的自我按摩穴位有以下几处。

1. **脾俞穴**。位于第 11 胸椎棘突下，后正中线旁开 1.5 寸。能改善脾胃功能，补充气血，有助于怀孕。可将双手放在背后，四指放在肩胛骨下方按揉脾俞穴，每次 3～5 分钟，以穴位局部感到酸胀为宜，早、晚各一次。

2. **肾俞穴**。能补益肾气，提高卵子的质量，帮助怀孕。可双手叉腰，双手拇指在后，分别按揉同侧肾俞穴，每次 3～5 分钟，以穴位局部感到酸胀为宜，早、晚各一次。

3. **足三里穴**。对由于脾胃虚弱、气血不足导致的不孕非常有效。可用双手食、中二指指端分别按揉同侧足三里穴，每次 3～5 分钟，早、晚各一次。

4. **三阴交穴**。可调理肝、脾、肾三阴经的气血，提高女性的生殖功能。用双手拇指同时按揉双侧三阴交穴，每次 3 分钟，以穴位局部感到酸胀为宜，早、晚各一次。

此外，可根据中医学中的不同病因，加用相应的穴位进行自我按摩。

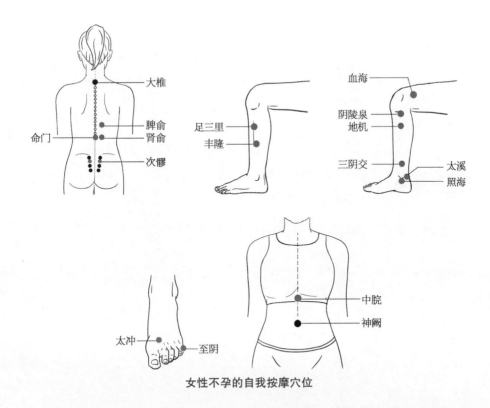

女性不孕的自我按摩穴位

　　肾虚类型的不孕女性往往有腰酸，腹部、腰部和四肢发冷，月经推迟或者没有月经，其中大多数还不排卵。该类型的不孕患者可以按摩**命门穴**（位于腰后正中线，第2腰椎棘突下凹陷中）、**太溪穴**、**照海穴**（位于内踝尖正下方凹陷处）、**至阴穴**（位于小脚趾外侧，趾甲角旁 0.1 寸）。按摩这些穴位可以补益肾气、温暖胞宫，促进排卵，提高卵子质量，有助于怀孕。可用右手食、中二指指端按揉命门穴；双手拇指指端按揉同侧太溪穴、照海穴，掐按至阴穴；每次 3～5 分钟，早、晚各一次。

　　痰湿类型的不孕女性体形多比较胖，属于痰湿体质，痰湿使得气血运行不畅，阻碍了卵子的形成和排出。可按摩**丰隆穴**（位于小腿前外侧，外踝尖上 8 寸）、**阴陵泉穴**（位于小腿内侧，胫骨内侧下缘与胫骨内侧缘之间的凹陷中）、**中脘穴**（位于上腹部，前正中线上，脐上 4 寸处）。这些穴位可健脾、化痰、利湿、改善气血，以助孕。用双手食、中二指指端按揉同侧丰隆穴、阴陵泉穴；右手食、中二指指端按揉中脘穴，每次 3～5 分钟，早、晚各一次。

　　血瘀类型的不孕女性多比较瘦，常有痛经，月经有血块，面色暗沉或有色斑，舌头有瘀斑，身体上经常会有刺痛的感觉。可按摩**血海穴**、**地机穴**（位于小腿内侧,阴陵泉穴下 3 寸)、**太冲穴**、**次髎穴**(位于髂后上棘与后正中线之间,平对第 2 骶后孔)。这些穴位可以活血化瘀,滋养胞宫,以助怀孕。可用双手拇指同时按揉双侧血海穴、地机穴、太冲穴;用双手食、中二指指端按揉双侧次髎穴,每次 3 分钟,以穴位局部感到酸胀为宜,早、晚各一次。

阅读心得

19. 孕早期按一按，胎儿更稳固

宋小姐多年前因为事业刚起步，不得已做过一次流产手术。后来工作稳定了，想生孩子了，却怎么都怀不上，只好去做试管婴儿。因为她的身体还是不错的，平时也很注意饮食和保健，所以抽出来的卵子成功培育了 5 个胚胎。可是连续两次都是每次放入 2 个胚胎成功，后面却都没有胎心，只能再连做两次流产手术。她深知流产手术对身体的伤害很大，希望通过针灸治疗调理身体。宋小姐只剩下一个受精卵了，想再试试，于是她接受针灸治疗直到胎儿发育稳定的第三个月。刚试管后的一周为了避免来回路途颠簸，医生让她自己在家艾灸，接下来就开始正常针灸。这之后，每次产前检查医生都说胎儿发育得非常健康。但当她去医院待产时，接连遇到同病房的其他产妇的几个新生儿一生出来就是肺炎，转到重症监护室，她特别担心自己的孩子也会有意外。直到生出 7 斤半的大胖小子，健健康康，哭声响亮，她才真正放心。

孕早期的胚胎发育异常

受精卵就像一颗种子，要经历一系列复杂而奇妙的过程才会最终成长为一个健康的宝宝。如果在最初阶段，受精卵没有"发好芽"，它就可能停止生长，这种发生在孕早期的胚胎发育异常现象称为"胎停育"。一般情况下，在女性怀孕的 40～50 天，胚胎就会发育出胎芽和胎心，如果此时 B 超检查没有发现胎芽或者胎心的生长，则说明胎儿出现停育。如果不及时治疗，会影响女性生育，甚至导致女性不孕，应引起重视。

胎停育为什么高发

许多药物和环境因素都可以引起早期胚胎死亡或胎儿畸形，尤其是环境类激素可直接作用于神经内分泌系统，引起生殖功能紊乱，出现生育率下降和胚胎发育异常。不良的生活习惯，如吸烟、酗酒，以及咖啡、毒品、某些药物等，均能影响早期胚胎的发育。近年来，胎停育的发生率不断上升，为很多家庭带来了伤痛。

如何自我按摩保健

很多人都认为怀孕后前三个月就应该躺在床上休息，能不动就不动，其实这样并不好，反而不利于子宫的血液循环，不利于胎儿在子宫内的生长，更有可能发生意外。适当的运动（在不过度的前提下）对孕妇和胎儿都有利。穴位按摩不仅可以补充孕妇的气血，还能温肾补肾，以稳定胚胎，促进其生长发育，帮助孕妇轻松度过孕早期。

孕早期自我按摩方法有以下几种。

1. 按揉**足三里穴**。用双手食指指端分别按揉同侧足三里穴，每次3~5分钟，每天2次。通过按揉足三里穴可以补益后天脾胃气血功能，大大提高孕妇的身体素质，以满足胎儿及孕妇整个孕期的需求，确保胎儿能够顺利娩出。

2. 双手搓腰。双手搓腰部的**肾俞穴**、**腰眼穴**和**命门穴**。可将双手掌心放在

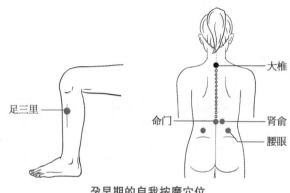

孕早期的自我按摩穴位

腰部,分别用双手中指按揉命门穴、肾俞穴、腰眼穴,用轻柔的力度,每穴按揉3分钟;再将双手相互摩擦,使双手变暖后用较轻的力度来回搓揉腰部30次,能感到整个腰部都温热起来。肾俞穴、腰眼穴和命门穴都是可以补肾强身的穴位,可以帮助稳固胎儿着床及生长发育,对孕妇和胎儿都是非常有利的。双手搓腰同时还可以改善孕妇腰酸、腰痛的症状。

3. 按揉、敲打小腿。有些孕妇怀孕后会觉得小腿酸软无力,这个时候可以轻轻地按揉或者敲打小腿,以改善腿部的气血,缓解各种腿部不适。

此外,若平时手脚冰冷、身体虚弱、宫寒的孕妇,可在**足三里穴**及腰部**肾俞穴**等穴位进行艾灸,以增加温补气血的效果。通过艾灸以上穴位,也可以帮助试管婴儿的胚胎发育,提高试管婴儿的成功率。

Tips

　　自我穴位按摩及艾灸时应该持之以恒,每日、隔日进行均可。自我穴位按摩时应使用较小的力度,待到胎儿发育稳定后,如果觉得没有空闲和精力,可以自行停止。

　　但需要注意的是,并不是按摩每个穴位都可以保胎,有些穴位是非常不适合自我按摩保胎的,如合谷穴、太冲穴等,甚至有可能引起流产等意外发生,千万不要随意按摩。在家里自我按摩保胎时,只要使用本节推荐的穴位即可;或可以在专业医生指导下加用其他穴位,以增加保胎、固胎的作用。

阅读心得

- -

- -

- -

- -

20. 孕中期按一按，消肿又助眠

纪女士今年 40 岁，女儿也上初中了。按理说女儿大了，她会觉得越来越轻松，但她始终觉得女儿没有兄弟姐妹，一个人将来太孤单。自从国家开放了二胎政策，她便和老公商量，迫不及待地备孕二胎，很快就怀上了。本以为和怀大女儿时一样，不会有什么反应，但是到了 4 个多月的时候，脚就有点肿。开始时她也没在意，但是到了怀孕 5 个月的时候，不仅脚肿，腿也开始肿了。两只脚每天都肿得像发了面的馒头一样。早上还好，中午以后就肿得没法穿鞋，她只能买大一号的鞋子，还是穿不下，只好再买大两号的鞋子。腿和脚一起肿，整个人也没力气，不仅走不动路，气色也越来越差。高龄产妇本来就要警惕妊娠高血压、妊娠糖尿病等疾病，她担心不走路、不运动后，各种病就会来。她看书上说，穴位按摩可能会有用，至少对肚子里的宝宝没影响，于是她开始每天自己按按。结果发现还真有用，现在只要穿大一号的鞋子就行了，气色也好多了，每天晚饭后还可以散散步，运动一下。

妊娠期腿肿、脚肿的原因

腿肿、脚肿在孕期里是很常见的一种表现。正常孕期腿肿、脚肿的特点是足踝的两侧、足背及小腿前面可出现"可凹性水肿"（即用手指按压后，所按处出现一凹陷），但休息 6～8 小时后，腿肿、脚肿可消失。正常孕期腿肿、脚肿的原因是血容量增加、血管通透性改变及下肢静脉压增高。

妊娠失眠的原因

妊娠期失眠是令准妈妈们非常苦恼的一件事,很多原因都能引起孕期失眠:①尿频,怀孕初期可能有一半的孕妇尿频,到了中后期,尿频的孕妇更多;②半夜腿抽筋,孕中期开始,许多孕妇常常会出现抽筋,非常影响睡眠质量;③饮食习惯的改变,应避免摄入影响情绪的食物,像咖啡、茶、油炸食物等。此外,孕妇在精神和心理上都比较敏感,常常会忧郁和失眠,这都是由体内激素水平的改变引起的。

减轻妊娠期腿肿、脚肿的对策

如果出现了妊娠期腿肿、脚肿,可以采取一些方法以改善肿胀的情况。如孕期内经常活动,选择轻微动作的运动或散步,以有利于血液循环;可以经常变换姿势;睡眠时取侧卧位,以左侧卧位为最佳(如果是仰卧位,则会加重对下腔静脉的压迫,从而加重水肿);在有条件的情况下,可以把双脚稍微垫高,以利于血液回流;还可以穿紧身袜,以减轻下肢静脉曲张的程度。此外,准妈妈千万不要长时间站立。

如何自我按摩保健

缓解腿肿、脚肿,提高睡眠质量,这对于孕妇来说是非常必要的,在孕中期开始时就必须引起重视。可由孕妇自己进行按摩。若遇到孕妇自己不方便按摩的穴位,可由准爸爸给准妈妈做穴位按摩。不仅能帮助准妈妈缓解怀孕带来的各种不适感,还能增进夫妻间的感情。但孕期按摩穴位时需要谨慎对待,千万不可太过用力,有任何不适感时都要立刻停止。

孕中期的自我按摩穴位有以下几个。

1. **攒竹穴**。位于眉头和眼眶的交界处。能缓解孕期头痛,改善失眠情况。可用双手食、中二指同时按揉双侧攒竹穴,每次 3～5 分钟,下午、晚上各一次。

2. **风池穴**。位于项部,枕骨之下,胸锁乳突肌与斜方肌上端之间的凹陷处。不仅能减轻压力,起到催眠的作用,对落枕、肩膀酸痛也有一定的缓解作用。可

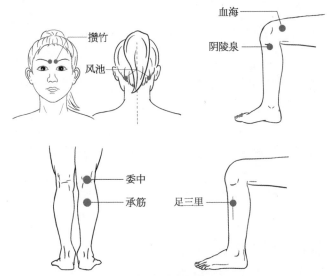

孕中期的自我按摩穴位

用双手食、中二指同时按揉双侧风池穴,每次 3～5 分钟,下午、晚上各一次。

3. **血海穴**。能消除大腿和小腿水肿。可用双手拇指同时按揉双侧血海穴,每次 3～5 分钟,下午、晚上各一次。

4. **委中穴**。位于膝盖后方正中央的膝窝处。能促进血液循环,改善腿部肿胀。可用双手拇指同时按揉双侧委中穴,每次 3～5 分钟,下午、晚上各一次。

5. **承筋穴**。位于小腿后面,腓肠肌肌腹中央,委中穴下 5 寸。能消除小腿肿胀。可用双手拇指同时按揉双侧承筋穴,每次 3～5 分钟,下午、晚上各一次。

6. **阴陵泉穴**。可健脾利湿、通利小便、消除水肿。可用双手食、中二指同时按揉双侧阴陵泉穴,每次 3～5 分钟,下午、晚上各一次。

7. **足三里穴**。可补益气血、消除水肿。可用双手食、中二指同时按揉双侧足三里穴,每次 3～5 分钟,下午、晚上各一次。

阅读心得

- -

- -

21. 孕晚期按一按，助产又防险

柳小姐现在怀孕8个多月了，她之前的孕期情况都还算比较平稳，也没有什么特别不舒服的情况，就是偶尔坐久了会觉得腰酸，比较容易感到乏力。有一天，她忽然觉得会阴部有明显的下坠感，而且躺在床上翻身的时候，尾骨包括骨盆都感觉很疼。因此，她经常保持一个姿势一动也不敢动，有时甚至疼得完全起不来，经常要老公帮忙把她拉起来。她晚上8点以后完全不敢喝水，不然半夜要起来上厕所的话，翻身起床可是非常痛苦的。逐渐又发展到抬腿上楼梯、上下车的时候，会阴部都有一种牵拉的疼痛感，再加上越来越明显的下坠感，她非常担心孩子会早产。她只要稍微坐一会就觉得腰酸，晚上睡觉的时候腿、脚还会经常抽筋，一抽筋就要难受好久才能缓过来，真是让她痛苦不堪。她现在完全不想追生二胎！

孕晚期多腰酸

孕晚期肚子增大明显，使准妈妈们正常的生理曲线、脊柱的弯曲发生了改变。在站立时，腹部增加的重量往往由腰部的肌肉承担，腰部为了维持正常的生理曲线，腰背肌、脊背两侧的肌肉就要承担更多的重量，因此会明显感到腰酸背痛。而且由于孕期体内激素发生变化，使孕妇的关节、韧带有一定程度的松弛，导致韧带的牵拉性比原来差一些，有时候关节还会出现一定程度的脱位，加重了腰酸的症状。

孕晚期更容易腿抽筋

很多孕妇在孕期,尤其是在晚上睡觉时会发生腿部抽筋。那是由于孕妇在孕晚期体重增加很多,双腿负担加重,使腿部肌肉经常处于疲劳状态。另外,在孕晚期,孕妇每天对钙的需求量增加至 1 200 毫克。如果膳食中钙及维生素 D 含量不足或缺乏日照,会加重钙的缺乏,从而增加了肌肉及神经的兴奋性。由于夜间血钙水平比日间要低,所以小腿抽筋更容易在夜间发生。

如何自我按摩保健

孕晚期也是孕妇需要谨慎对待的时期,由于身体的巨大变化,产生的各种不适感更加严重,而为了更好地迎接新生命的到来,还是需要进行适当的运动,以利于胎儿的自然分娩。但是如果本身身体就很难受,再带着庞大的身躯活动,也是很痛苦的事情。所以我们可以借助穴位按摩来改善孕晚期的各种不适感。穴位按摩不仅可以补肾以稳定胎儿,促进其生长发育,还能改善孕妇身体局部的气血运行,减轻腰酸、腰痛和腿抽筋的情况,让孕妇尽量轻松度过孕晚期。但无论是自我按摩还是准爸爸帮助按摩,手法一定要非常轻柔、缓和,否则有可能会引起早产。

孕晚期的自我按摩穴位有以下几个。

1. **肾俞穴**。能补益肾气,缓解腰酸背痛。双手叉腰,双手拇指在后,分别按揉同侧肾俞穴,按摩时力度要轻柔,每次 3～5 分钟,早、晚各一次。

2. **太冲穴**。能缓解小腿抽筋。可将双脚放在准爸爸的腿上,由准爸爸用双手拇指按摩,按摩时力度要非常轻柔,每次 3～5 分钟,早、晚各一次。

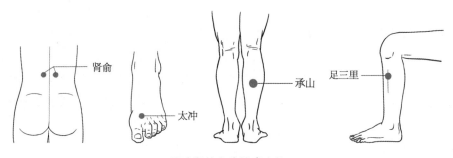

孕晚期的自我按摩穴位

3. **承山穴**。位于小腿后正中,跷脚尖时,小腿腓肠肌肌腹下出现凹陷处即是。能舒筋、止痛,是治疗腿痛痉挛的有效穴。用双手拇指指端分别按揉同侧承山穴,每次 3～5 分钟,早、晚各一次。

4. **足三里穴**。能改善脾胃功能,补益气血,帮助胎儿生长发育,促进胎儿顺利娩出。可用双手食、中二指指端分别按揉同侧足三里穴,每次 3～5 分钟,早、晚各一次。

Tips

在孕晚期,可由准爸爸在睡前轻柔地帮孕妇按揉脚部 3～5 分钟,或者将孕妇的双脚垫高再睡。白天走路不要太多,也不要站立过久,防止腿部肌肉过于疲劳。当孕妇晚上睡觉腿抽筋时,可让丈夫帮助热敷小腿及进行小腿部的穴位按摩,这样就能立刻缓解腿抽筋带来的痛苦。

阅读心得

22. 产后怕痔疮，产前先提肛

　　本来怀孕是好事，但张小姐最近特别痛苦，既不是因为妊娠呕吐，也不是因为吃不下饭，还不是因为腿肿、脚肿，而是因为拉不出来。她以前排便一直很正常，从来都不知道便秘的痛苦。但自从怀孕以后，吃得比较油腻，也很少运动，出门就打车，便感觉大便不正常了。尤其是 6 个月以后，明显感觉上厕所特别费力。但因为有比较明显的下坠感，所以一点劲也不敢使，吃再多的水果和蔬菜也没用。有时候拉不出来就不拉，结果后面更拉不出来，用开塞露又害怕对孩子不好。慢慢地，经常大便的时候会带血，还能摸到肛门外面长了"小肉肉"。其他的准妈妈推荐她吃益生菌，她每天也多走路，晚饭后散步，还适当活动，每天早上一定要去蹲一会厕所。一段时间后，便秘情况有所改善。后来医生告诉她，没事可以多提肛，这样既可以预防产后痔疮，对已患痔疮也是有一定好处的。

孕妇最容易得痔疮

　　许多孕妇在怀孕后会发现自己得了痔疮，痛苦不堪。怀孕以后，女性的子宫明显增大，压迫盆腔的静脉，影响静脉血液的正常流动，肛门附近的静脉会发生淤血和凸出的现象，这种现象就是痔的表现。痔疮出现会导致和加重便秘，如果通过药物治疗会对胎儿会产生不良的影响；若长时间如厕却还是拉不出来，也让孕妇们非常苦恼，她们完全不敢用力，怕对胎儿不利。便秘日久也会反过来造成或加重痔疮。若痔疮未缓解，产妇在产后尤其痛苦，伤口的痛加上痔疮、便秘的苦,让妈妈们几近崩溃。因此,孕期预防便秘很重要。

提肛运动

孕期便秘很容易导致准妈妈长痔疮,但适当的提肛运动可以缓解痔疮。痔疮是由肛门静脉曲张、血液回流不畅所引起。提气缩肛时,对肛周静脉产生一个排挤作用,能使局部静脉回流畅通。尤其选择在呼气时收缩肛门,利用腹内较低的压力,更有利肛门静脉血液的回流。提肛具体的动作是:吸气时收腹、迅速收缩并升提肛门及会阴,停顿 2～3 秒,再缓慢放松呼气,反复 10～15 次。经常提肛有助于升提阳气、通经活络、温煦五脏而益寿延年;经常提肛还可以活血祛瘀,消除痔疮,并能防治脱肛。

如何自我按摩保健

女性在妊娠期间不能随意使用药物,尤其是孕妇肛门的血液循环比较丰富,药物治疗容易对胎儿产生不良影响。因此,用自我穴位按摩的方法治疗妊娠期痔疮就成为首选。但针对妊娠这一特殊时期,痔疮自我按摩的手法还是应以轻柔为主,如果配合呼吸进行按摩,效果会更好。可在呼气时按揉,吸气时放松。通过穴位按摩可以促进肛门周围的血液循环,对改善各种痔疮症状都非常有好处,对孕妇来说是最安全的自我保健方法。当然,配合提肛运动效果更好。

孕期防治痔疮的自我按摩穴位有以下几个。

1. **百会穴**。位于头部,当前发际正中直上 5 寸,或两耳尖连线中点处。有很好的升提作用,可以改善肛周血液循环,对痔疮脱出回纳很有好处。用右手食、中二指指腹按揉百会穴,每次 3～5 分钟,早、晚各一次。

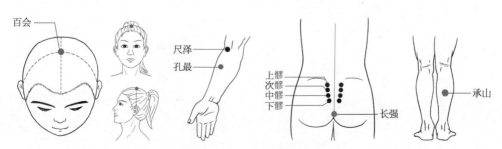

孕期防治痔疮的自我按摩穴位

2. **孔最穴**。位于前臂掌面桡侧,腕横纹上 7 寸处。孔最穴是历代医家治疗痔疮的要穴。用拇指指腹按揉对侧孔最穴,每次 3～5 分钟,早、晚各一次。

3. **长强穴**。位于尾骨尖端下,尾骨尖端与肛门连线的中点处。长强穴位于肛门局部,以较轻的力度按摩,可以改善肛门周围的血液循环,对各种痔疮都很有帮助。用右手食、中二指指腹按揉长强穴,每次 3～5 分钟,早、晚各一次。

4. **承山穴**。位于小腿后面正中,当伸直小腿或足跟上提时腓肠肌肌腹下出现的尖角凹陷处。承山穴能降低直肠瘀血,促使痔静脉的收缩,用于治疗各种痔疾。不论内痔、外痔还是混合痔,其消炎、止痛效果都很迅速,是治疗痔疮的经验穴。可用双手拇指指腹分别按揉同侧承山穴,每次 3～5 分钟,早、晚各一次。

阅读心得

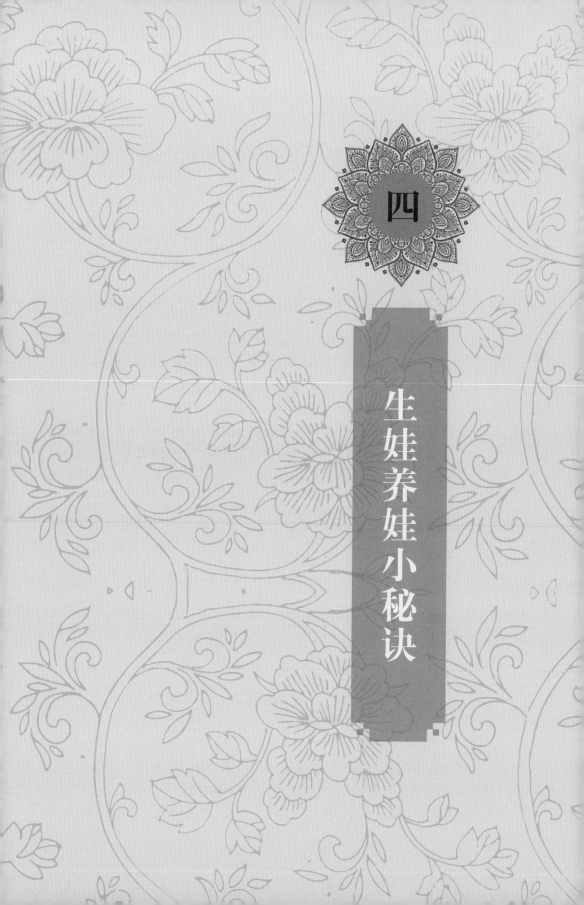

四

生娃养娃小秘诀

23. 根据骨盆和耐痛力，能顺产时再顺产

捏捏按按 做「优质」大美人

孙小姐27岁怀孕,28岁生宝宝,可以说是在女性的黄金生育期里生孩子。因此,无论是她自己还是医生,都希望能顺产。生孩子很疼,这个她知道,但是为了宝宝的健康,忍一忍肯定能过去的。她一直等到见红才去医院住院,结果在医院一住就是3天。在这三天中一直有宫缩,从不规律到规律,越来越痛。为了早点生出孩子,她还在医生的建议下忍痛爬楼梯。这三天的日子对她来说简直就是人间地狱。直到第四天凌晨,医生检查羊水已经浑浊,宫口开了,但还是生不下来,才让她立刻去剖宫产。剖好之后,她一直没见到孩子,因为孩子被送进了在新生儿重症监护室。为什么会这样呢? 孙小姐身高只有1.55米,比较矮,还非常瘦,体重只有80多斤,生产之前体重也不到100斤,骨盆也特别小,所以她无论如何也生不出6斤7两的大胖宝宝啊! 她开玩笑说:"早知道早就去剖了,何至于现在受了两回罪"。剖宫产后伤口上的疼和顺产的疼比起来,简直就像在挠痒痒。

顺产真有那么好吗

无论是医生,还是育儿专家,都说顺产比剖宫产好。不仅为了能生一个健康的宝宝,也为了自己能尽快恢复身材,很多女性愿意忍受剧痛自己生产,但很多时候并不是说生就能生出来的。有些女性天生怕痛,可能会毫不犹豫地选择

剖宫产；但有一些女性希望顺产，想着自己可以先试着生一下，如果真的痛得不得了，那就再剖，结果真是这样，她们经历了两回痛苦。如果很怕痛，真的没有必要尝试。因为现在营养条件好，胎儿都长得比较大，所以现在顺产都要做保护性侧切，之后还要缝合伤口。有的产妇外阴撕裂后，为了健康，不打麻药就缝合了，其实也是非常疼的。而且接下来大小便时都会刺激到伤口，也非常难受。尤其是大便时无法用力，痔疮发起来非常痛苦。顺产完全不像想象中的那样，产后马上就能起床，和没事人一样，一定要评估好自己的身体条件再做决定。当然，在身体允许的情况下，顺产相对于剖宫产来讲，无论对大人还是对宝宝都好。

想要二胎，头胎最好顺产

由于国家开放二胎的政策，很多女性纷纷响应号召，积极备孕二宝。如果头胎是剖的，那么医生一定会建议你继续剖，否则会有很大的风险。因此，很多二宝还不到预产期就被纷纷剖出来了，其实他们还没有发育成熟呢。而且如果头胎是剖宫产生下的，二胎和头胎的时间间隔最好大于 2 年，以降低怀二胎时的风险。如果有生两个宝宝打算的父母，在评估了女性的骨盆大小和耐痛力强弱后，头胎能顺产的尽量选择顺产。

如何自我按摩保健

中医中有很多方法能够帮助孕妈妈顺产，其中穴位的作用就非常大。在国外，针灸被广泛运用到助产中，能够有效提高顺产率，减轻顺产时的疼痛感，使胎儿更顺利地娩出，有效降低剖宫产率和新生儿窒息率。同时还有助于新妈妈在产后尽早恢复身体，更好地投入到婴儿的养育中。而国内很少有产科采用这种方法。这个时候，如果有准爸爸陪同，可以让他们帮忙按摩穴位；如果自己生产，可以利用阵痛的间隙自我按摩。通过穴位按摩可以缓解阵痛，通络助产，而且对产妇来说非常健康，在产房待产的准妈妈都可以按起来。

顺产助产的自我按摩穴位有以下几个。

1. **合谷穴**。具有镇静止痛、通经活络的作用，能使孕妇子宫收缩，从而起到催产作用，此作用主要与垂体后叶催产素的分泌有关；还可提高孕妇的痛阈和耐痛阈，而且起效快，是催产助产的特效穴。可用拇指按揉对侧合谷穴，以穴位

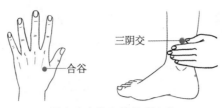

顺产助产的自我按摩穴位

局部感到酸胀为宜,持续不断地按揉。自我按揉时,可在阵痛间隙持续按揉。

2. **三阴交穴**。可减轻分娩疼痛,加速产程进展,有效降低剖宫产率及新生儿窒息率。可用双手食指同时按揉双侧三阴交穴,以穴位局部感到酸胀为宜,持续不断地按揉。因自己不便按揉三阴交穴,所以只能请他人帮助按摩。

Tips

　　三阴交穴和合谷穴都可以导致流产。孕早期时,胎儿本来就不稳定,如果刺激三阴交穴和合谷穴,则有流产的危险。因此,孕早期的女性,一定不要刺激三阴交穴,更别和合谷穴一起刺激。

阅读心得

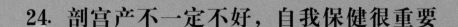

24. 剖宫产不一定不好，自我保健很重要

　　马小姐结婚多年都没有怀孕，刚结婚时一直避孕，后来双方父母一直催，她和老公决定还是生吧，但是备孕几年也没动静。看着周围的朋友、同学、同事一个一个都生了孩子，有的甚至连二胎都生好了，她也有点着急了，便到医院去求治，几年下来还是没有怀上。她经过针灸治疗等一步一步的调理，8个月之后她终于如愿自然怀孕。她发现月经没来，一开始也没注意，后来用试纸测，发现怀孕了。她都不敢相信，还专门买了几十块一个的试纸测试，发现真的是怀孕了。她喜极而泣，然后认真安胎，孕期产检都是去特需门诊。她想知道自己能不能顺产，医生看她身高较高，骨盆较大，建议可以尝试顺产，但还是要看具体的情况，如果到了孕晚期胎儿不太稳定，还是要及时进行剖宫产，生下一个健康的宝宝才是最重要的。胎儿足月后，有一天她忽然有点出血，赶紧去医院急诊检查，发现情况不好，她就赶快住院去剖了，生了一个可爱的宝宝。

🦋 怕痛的准妈妈

　　想要顺产的准妈妈一定要问问自己："你的耐痛力怎么样？"如果一直是很怕痛的，最好还是不要顺产。产房里每天都会有孕妈妈鼓足勇气去顺产，但是生到一半，实在痛得受不了，再去顺转剖的。很多脑瘫儿也是因为在妈妈生产时产程不顺利，发生意外造成的。因此，为了避免这种意外，本身就不够坚强的、怕痛的准妈妈，还是不要在这种关键的时候随便尝试，一切都要以宝宝的安全为第一位。

 ## 尽量保证胎儿足月生产

胎儿在妊娠满 37 周后分娩为足月产。这个时候,胎儿在母亲子宫内已经基本发育成熟,这个时候娩出,其身体机能已足以适应外界环境,基本不需要借助药物或者保温箱就能够存活。因此,这个时候应该以尽可能使其在子宫内发育为原则,尽量安胎。如果胎儿不稳定,或者突然出现紧急情况,都应该立刻采取剖宫产手术,以保证胎儿的健康。

 ## 顺产也很痛苦

剖宫产的疼痛在伤口,在腹部;顺产的侧切或撕裂伤口在会阴部。顺产后,无论大便还是小便都会牵拉到伤口,很痛苦。有的产妇在顺产时也会导尿,顺产后和剖宫产后一样都会小便失禁。顺产后,由于痔疮发作,大便会非常痛苦,和剖宫产后肠道运动减弱造成的便秘也没什么大的区别。有的产妇顺产需要侧切,然后需要拆线,没有麻药,徒手拆线,过程也是非常痛苦的。而且很多女性对会阴侧切也是有心理阴影的。

 ## 如何自我按摩保健

中医中有很多方法对剖宫产的准妈妈有帮助,如穴位按摩可以减轻麻醉药的用量,增加镇痛的效果,对促进产妇产后的身体恢复也是非常有利的。因此,在产前、产时及产后都可以进行自我穴位按摩。在自身无法按摩的情况下,可由家人、月嫂或者医生帮忙刺激穴位,以起到帮助生产的作用。

剖宫产助产的自我按摩穴位有以下几个。

1. **三阴交穴**。有良好的镇痛作用。在剖宫产前后,用双手食指同时按揉双侧三阴交穴,以穴位局部感到酸胀为宜,可持续不断地按揉,直至宫缩疼痛减弱或消失。

2. **太冲穴**。有镇痛的作用。在剖宫产前后,用双手食指同时按揉双侧太冲穴,以穴位局部感到酸胀为宜,可持续不断地按揉。

3. **带脉穴**。有通经活血、祛瘀止痛、镇痛的作用。在剖宫产前后,用双手食指同时按揉双侧带脉穴,以穴位局部感到酸胀为宜。可持续不断地按揉,直至宫缩疼痛减弱或消失。

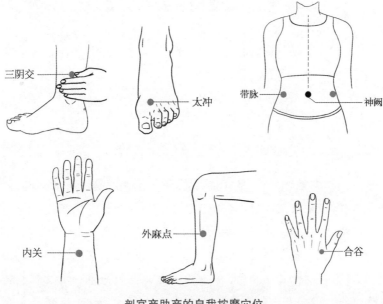

剖宫产助产的自我按摩穴位

4. **内关穴**。有理气养血、活血止痛、镇痛的作用。在剖宫产前后,用双手食指同时按揉双侧内关穴,以穴位局部感到酸胀为宜,持续不断地按揉,直至宫缩疼痛减弱或消失。

5. **外麻点穴**。位于小腿外侧,腓骨小头与外踝最高点连线中点。镇痛的特效穴位,常用于剖宫产中。在剖宫产前,用双手食指同时按揉双侧外麻点穴,以穴位局部感到酸胀为宜,持续不断地按揉。

6. **合谷穴**。能抑制剖宫产术后宫缩疼痛。可用拇指按揉对侧合谷穴,以穴位局部感到酸胀为宜,每次 5～10 分钟,还可持续不断地按揉,直至宫缩疼痛减弱或消失。

以上这些穴位都有良好的镇痛作用,也是剖宫产麻醉时最常用的穴位。因产妇剖宫产时都无意识,所以在剖宫产前后若能由他人帮助按摩,非常有助于新产妇产后尽早恢复。

25. 按压穴位助孕、助产

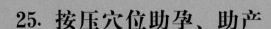

李医生怀二宝的时候，胃口特别差，整个孕期都没有长多少肉。每天还坚持上班，经常坐几小时车到郊区去做科普讲座。到了孕晚期，明显感觉气血不足，爬楼梯中间一定要歇几次，不然肯定会头晕。因为李医生身高较高，骨盆自然就大一些，也比较胖，再加上大宝是顺产，所以二宝也想顺产，就一直等到他自己发动。李医生提前准备好一包一次性针灸针，准备自己催产。但只有产程开始时她自己扎针、自己行针，换到产房后，一会要检查，一会要换衣服，一会还要输液，她只能把针拔掉，改成自己在阵痛间歇使劲按揉合谷穴。因为气血比较虚弱，她感到自己一点力气都使不上，一用力两腿就不停发抖。后来医生说再用不上力，胎儿在肚子里胎心不好了，李医生深知这时候再剖对孩子的风险很大，因此很着急，就使劲按摩，然后用力生。后来孩子头一下子就出来了，并引起了会阴撕裂，医生原以为会出很多血，还做好了输血的准备，所有的产科医生都紧急过来会诊，结果并没有出多少血，他们也很意外。李医生说这是因为自己一直在按摩穴位。后来子宫里还是出了一些血，医生给开了一些补血的药，算下来整个过程总共出血950毫升，但是很快就完全止住了。李医生还和产科医生分享了针灸按摩的穴位和方法，希望他们也能给其他产妇用，减少产科意外的发生。

捏捏按按　做『优质』大美人

准妈妈千万不能懒

现在条件好了,怀孕以后,孕妈妈为了生一个健康的宝宝,会吃各种各样的营养品,往往都会生出一个大胖宝宝。但医院的产科医生总会让妈妈们少吃,注意控制体重,以防胎儿太大生不出来,而且对孕妈妈本身也不健康,会导致妊娠高血压、糖尿病、高血脂等多种妊娠期疾病。因此,准妈妈们整个孕期千万不能一直躺在床上。尤其是怀孕七个月以后,准妈妈一定要适当做一些运动,这样不仅可以有效控制体重,防止各种妊娠期疾病和胎儿过大,而且还有助于顺产。

多补气血很重要

有些孕妇妊娠反应非常严重,吃不下东西,再加上孕期本身对营养的需求就特别大,会使本身气血就比较虚弱的孕妇气血更虚,这样对孕妇和胎儿都不利,万一这个时候胎儿早产,生下来的宝宝就会更小,发育更不完善。为了自己和胎儿的健康,孕妇应该尽量多吃一点食物。在胃口非常差的情况下,应该吃营养丰富的食物,摄入较多样的食物。轻柔地按摩身体上一些补气血的穴位,对孕妇是非常好的,而且有些穴位还能改善食欲。如果什么都吃不下,准妈妈们不妨试试。

如何自我按摩保健

为了宝宝的健康,准妈妈无论吃什么、用什么都会非常注意,希望给孩子提供最安全健康的母体环境。而穴位按摩是最绿色、最健康的保健方式,妈妈们完全不用担心任何辐射、污染的问题。但是针对怀孕这一特殊时期,无论为了改善食欲,还是补充气血,按摩一定要很轻柔。而生产时,则要以较大力度按揉,以镇痛促产。

助孕助产的自我按摩方法分为以下几方面。

1. 缓解孕妇呕吐,改善食欲。**内关穴**、**足三里穴**、**冲阳穴**(位于足背最高处,当拇长伸肌腱与趾长伸肌腱之间,足背动脉搏动处)、**太白穴**(位于足内侧缘,当第1跖骨关节后下方赤白肉际凹陷处)。以上这些穴位都可以和胃止呕、改善

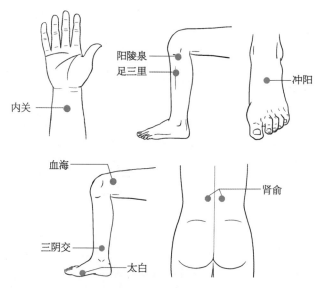

助孕助产的自我按摩穴位

食欲,多在孕早期按摩。可用拇指按揉对侧内关穴;用双手食指同时按揉双侧足三里穴、冲阳穴和太白穴,力度宜轻,每次按摩 3～5 分钟,早、晚各一次。

　　2. 补充气血。**血海穴、肾俞穴、足三里穴**。能改善脾胃功能,运化脾血,化血为气,补肾以巩固胎儿。整个孕期都能以较轻的力度按摩,可用双手食指同时按揉双侧足三里穴、血海穴;双手叉腰,将拇指放在后腰部,以双手拇指按揉双侧肾俞穴,每次按摩 3～5 分钟,早、晚各一次。

　　3. 孕晚期助产按摩。**三阴交穴、足三里穴、阳陵泉穴**。可以帮助放松子宫周围韧带,缩短产程。可用双手食指同时按揉双侧各穴,力度宜轻,每次按摩 3～5 分钟,早、晚各一次。

　　4. 生产时按摩。参照本书第四章 23 节"根据骨盆和耐痛力,能顺产时再顺产"(第 74 页)中提到的按摩方法。

阅读心得

26. 产后"三要务"做得好，舒服大半生

　　周小姐是一个有福气的媳妇，她有一个特别好的婆婆，对她就像对亲生女儿一样好。周小姐怀孕后，婆婆更是把她宠上了天；产后不光不让她干任何活，还天天让她躺在床上休息，她只要偶尔给孩子喂喂奶就好了，因为婆婆担心她坐多了，以后会腰疼。她婆婆让她多戴帽子，头别受风、受寒；穿厚袜子，包住脚踝，脚别受凉；让她用热水洗漱，手关节别受凉。此外，婆婆还不让她多看手机，害怕她以后眼睛不好；还每天变花样给她炖各种补养的汤水，产后就连煮了两周的生化汤给她喝，帮助她早点排恶露。她婆婆以前这些知识一点都不懂，但为了能够伺候好她坐月子，专门买了各种产后保健的书，还到处去听孕产期的讲座，慢慢地就变成了养生达人。这不，在周小姐产后马上就用上了。

产后第一要务——排恶露

　　一般情况下，产妇应在产后三周以内排净恶露，如果超过二周仍然淋漓不绝，即为"恶露不尽"。为了促进恶露排出，我们可以采用一些方法，比如使用"生化汤"，其中的当归、桃仁可以补血、活血，以排出恶露。而很多人即使使用了促进恶露排出的药物还是会恶露不止，那多与"虚损"或"血瘀"有关。一旦出现恶露不止，应及时治疗，否则可引起严重的并发症，如败血症、产后大出血、剖宫产后子宫破裂等。

产后第二要务——眼睛多休息

现在生活中，人们都离不开手机。尤其是新妈妈们产后天天围着孩子转，非常孤独，再加上生活中新出现的各种事情和矛盾，使她们心情郁闷，需要及时得到排解，因此她们常常会看手机或者平板电脑来打发时间。而产妇在产后气血大虚，眼睛本就气血不足，需要多多休息，这个时候如果用眼过度，很容易造成眼睛干涩、疼痛，或者流眼泪、视力下降等情况。一旦发生就无法挽回，而且会随着年龄的增加而加重。因此，为了自己的健康，新妈妈们还是尽量爱护自己的眼睛吧！

产后第三要务——大便通畅

新妈妈产后失血较多，不仅需要补充铁质以助血液中的红细胞生成，而且新妈妈身体比较虚弱，需要加强营养。因此，要从第二周起，每餐吃些新鲜蔬菜，特别是红色蔬菜，如红萝卜、苋菜等。第三周加水果，以防止新妈妈因产后肠蠕动减缓而引起的便秘。

如何自我按摩保健

产妇产后气血俱虚，身体各项功能非常不足，抵抗力、免疫力都低，因此产后一定要注重自我的保护和调养。否则产后病一旦发生，要么非常严重、危急，要么非常难调理和治疗。穴位按摩对产妇有非常好的调养作用，可以补充气血，大补元气，提高身体各项功能，还可以保护眼睛，促进胃肠蠕动以保持大便通畅。新妈妈在产后可以多多自己按摩。

产后保健的自我按摩方法有以下几方面。

1. 排恶露。**关元穴**和**三阴交穴**。可促进子宫的收缩，以助于排出恶露。用右手的食、中二指按揉关元穴；用双手食指同时按揉双侧三阴交穴，每次 3 分钟，以穴位局部感到酸胀为宜，早、中、晚各一次。顺产的产妇还可在产后 24 小时内，将手放在肚脐周围，做子宫环形按摩。通过不断地按摩，在子宫收缩的同时，恶露也会随之排出体外。

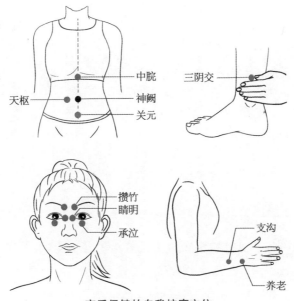

中脘
三阴交
天枢
神阙
关元
攒竹
睛明
承泣
支沟
养老

产后保健的自我按摩穴位

2. 保护眼睛。**睛明穴**（位于目内眦的上内方凹陷中）、**承泣穴**（位于面部，瞳孔直下，眼球与眶下缘之间）、**攒竹穴**（位于面部，眉毛内侧边缘凹陷处）、**养老穴**（位于前臂背面尺侧，当尺骨小头近端桡侧凹陷中）。能清头明目，舒筋活络，可有效减轻眼部疲劳，缓解头痛。用拇指按揉对侧养老穴；用双手食指同时按揉双侧睛明穴、承泣穴、攒竹穴，每次 3 分钟，以穴位局部感到酸胀为宜，早、中、晚各一次。

3. 通便。**天枢穴**（位于腹中部，距脐中 2 寸）、**中脘穴**（位于上腹部，前正中线上，脐中上 4 寸）、**支沟穴**（位于前臂背侧，腕背横纹上 3 寸）。能促进肠蠕动，加速排便。可用右手食、中二指顺时针按揉中脘穴；用双手食指同时按揉双侧天枢穴，每穴 5～10 分钟，再顺时针按揉整个腹部 5～10 分钟；用拇指按揉对侧支沟穴，每次 3～5 分钟，早、晚各一次，以穴位局部感到酸胀为宜。

阅读心得

- -

- -

27. 产后全身痛，早点预防早轻松

　　钱小姐的孩子刚刚半岁，但是她却经常要往医院跑。不是为了孩子，而是为了她自己。她生宝宝的时候正好是夏天，上海的夏天又闷又热，根本就没办法不开空调，再加上她产后身体特别虚，一动就是一身汗，实在太难受了，就更离不开空调。她尽量早晚不开，能用风扇的时候就不开空调，尽量不把温度调得太低。但根本没办法穿长衣长裤，全身包着，也没办法几天不洗澡、不洗头，不然整个人就要疯掉了。整个月子里，她几乎都没有"捂"。等宝宝满月之后，她感觉像得到大赦一样，为了让自己舒服一点，少出汗，天天空调都开得很低。人是挺凉爽的，但总感觉有风在往身体里钻，尤其是脖子、腰上、膝盖和脚踝。后来不仅觉得身体发凉，而且又凉又痛，慢慢地感觉全身都开始痛了。由于是哺乳期，没办法随便用药，所以只能通过针灸这种绿色健康的疗法来治疗。她在家自己艾灸一些穴位，几次之后，她就感觉没有那么痛了，冷痛的感觉也好一些。医生让她继续坚持自我保健，最好明年夏天也能够继续针灸，以祛除病根，巩固疗效。

产后一定要保暖

　　民间流传的诸多产后注意事项，虽然有很多是没有科学依据的，但是衣着保暖，全身都不要透风、不要露在外面，这一点却是非常正确的。女性在产后身体虚弱，气血不足，"风、寒、湿"之气非常容易趁虚而入，使新妈妈得了"痹症"。

"痹症"就是像钱小姐一样出现又凉又痛的情况,而这种情况不是一天、两天能有的,往往是一段时间没有注意保养后才产生的,因此治疗起来也需要很长时间才能起效。尤其是现在人们的生活根本离不开空调,一来二去,产后身痛就成了产后的一种常见病。针对产后身痛这种病,最有效的方法就是预防,各位准妈妈一定要清楚地知道产后保健的关键——千万要保暖,千万不要受风。如果已经出现了产后身痛,则一定要积极治疗,只有坚持治疗一段时间,才有可能真正治好产后身痛,否则产后身痛会经常发作,可能会伴随一生。

失血多、身体虚是发病原因

很多女性本来就气血虚弱,产时、产后又要失血,因此阴血更虚。四肢和全身气血空虚,经脉关节失于濡养,出现肢体酸楚、麻木、疼痛;在气候寒冷、潮湿的季节,风寒湿邪更容易乘虚而入;产后余血未净,剖宫产手术伤气动血,或感受寒热,寒凝或热灼,瘀阻经脉、关节,发为疼痛。本来就肾虚的女性,产后更虚,因此会出现腰膝疼痛、腿脚乏力或足跟痛。

如何自我按摩保健

针对新产妇产后身体虚弱、失血过多的情况,可以通过穴位按摩进行保健。穴位按摩不仅可以补益气血、温阳补肾,还能疏通经络、活血祛风止痛,既可以针对产后体虚进行补益以治本,还能活血通络化瘀,祛除风寒湿邪以治标。以调理气血为主,有效改善产后身痛的情况。

产后身痛的自我按摩方法分为以下几方面。

1. 颈部疼痛。**风池穴**(位于头部两侧后发际角凹陷处)、**风府穴**(位于项部,后发际正中直上1寸,枕外隆凸直下,两侧斜方肌之间凹陷处)。可以疏通颈部经络,祛风止痛。用双手食指同时按揉双侧风池穴;用右手食、中二指按揉风府穴,每次3分钟,以穴位局部感到酸胀为宜。

2. 肩部疼痛。**肩井穴**、**阿是穴**(肩关节周围疼痛部位)。可以疏通肩部经络,祛风止痛。将手放在疼痛的肩上,用食、中二指按揉对侧肩井穴;用食、中二指按揉对侧阿是穴,每次3分钟,以穴位局部感到酸胀为宜。

3. 手臂疼痛。**曲池穴**、**阿是穴**(手臂周围疼痛部位)。用拇指按揉对侧曲池穴;用食、中二指按揉对侧阿是穴,每次3分钟,以穴位局部感到酸胀为宜。

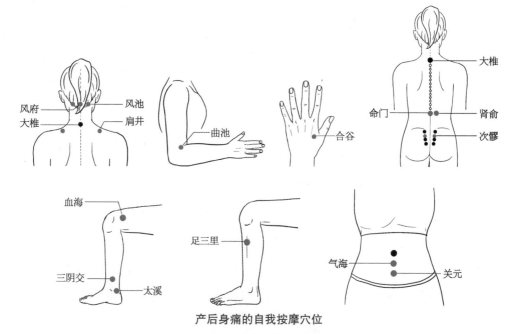

产后身痛的自我按摩穴位

4. 腰部疼痛。**肾俞穴、命门穴、次髎穴**（位于髂后上棘与后正中线之间，与第 2 骶后孔平）、**太溪穴**（位于足踝区，内踝尖与跟腱之间的凹陷处）。可补益肾气，改善腰酸、腰部冰凉、走路无力及足跟痛等症状。将双手叉腰，拇指在后，分别按揉双侧肾俞穴、双侧次髎穴及命门穴；用双手拇指同时按揉双侧太溪穴，每次 3 分钟，以穴位局部感到酸胀为宜。

Tips

虽然照顾宝宝事情比较多，但以上穴位每天应至少按摩一次。此外，可加用**血海穴、三阴交穴、足三里穴、气海穴、关元穴**等穴，以补益气血，通络止痛，改善最根本的病因。每穴按摩 3～5 分钟，还可加用艾灸，每穴灸 5～10 分钟，以穴位局部发红、发热为宜。

阅读心得

- -

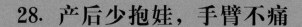

28. 产后少抱娃，手臂不痛

　　牛小姐特别爱干净，还有点洁癖，平时自己的东西都分得特别细致，别人经手的东西她总是一点也不放心，一定要自己再弄一遍才安心。自从生了孩子之后，她就更忙碌了，小孩子的事情本来就多、杂，家务活成倍增加。即使请了阿姨，她也只放心让阿姨干一些打扫的活，有时候看阿姨打扫得不干净，她还要再做一遍，因此她一天到晚忙个不停。慢慢地，她一抱孩子就觉得手很酸很累，后面感觉整个胳膊都是疼的，尤其是手腕和手肘。她这才不得不对家务睁一只眼闭一只眼，任由阿姨去做，但是手臂稍微好一点，她还是不由自主地继续去做家务。由于经常抱着孩子，做家务时孩子也一直抱在身边，导致后来孩子完全放不到床上，一放下就哭，而她也不放心让孩子自己待着，一定要在她的视线范围内。她只能每天晚上安顿好一切家务以后热敷疼痛的部位，白天用绷带固定保护，不然根本疼得受不了。她自我安慰：等孩子长大点就好了。

产后为什么容易手臂痛

　　产后手臂痛可分为手部疼痛和臂部疼痛。产后手臂疼痛的原因多由新妈妈抱孩子过度活动和干各种家务活劳累所致；还有受凉，尤其是冬天气候寒冷时不注意保暖，使手部及手腕感受风寒湿邪，或经常使用冷水，劳作后立即接触凉水等也可导致。产后臂部疼痛的原因多由抱孩子喂奶或抱孩子睡觉时肘部受力而致；肘部及上臂经常受凉，且不注意保暖，时间一长，肘部及上臂就开始

89

痛了。开始时疼痛多不明显,且新妈妈的关注点都在孩子身上,容易忽视自己身体的异常。时间一长,疼痛的程度和每次疼痛的时间都会加重,必须要治疗,否则一旦疼起来什么活也干不了了。

婴儿抱不抱

传统观点认为,婴儿不能多抱,抱了容易形成"抱癖"。现代观点认为,婴儿应当多抱。其实,经常抱着的婴儿,不一定会形成"抱癖";但抱孩子时要和孩子说话、唱歌,温柔地注视孩子,这对孩子的大脑发育、精神发育及身体生长都有好处。如果抱着孩子,但又完全不和孩子交流,其实和不抱孩子没什么大的区别。在孩子安静时,可将孩子放在床上,在他们旁边放玩具或者让他们听音乐,这样可以让妈妈的手臂得到适当的休息;在他们刚开始哭闹时,可以先和宝宝交流,唱歌,哄宝宝,温柔地注视宝宝,这样对宝宝既是一种很好的安慰,又可以减少抱宝宝的时间,让妈妈的手臂多休息,就不会养出一个爱哭的宝宝和一个手臂疼痛的妈妈了。

如何自我按摩保健

产妇在产后身体还没有完全恢复时就要照顾宝宝,难免会劳累过度,让身体的有些部位出现疼痛,若不及时保健或治疗,缓解身体部位的疼痛,则会留下后遗症。当手臂疼痛时,要积极进行自我按摩治疗。通过简单地按摩相应的穴位,可以疏通手臂经络,缓解手臂的疼痛,每次按摩只需要短短的几分钟就能起到很好的效果。

产后手臂疼痛的自我按摩穴位有以下几个。

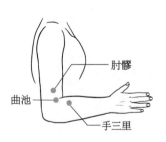

肘髎

曲池

手三里

产后手臂疼痛的自我按摩穴位

1. **阿是穴**。即手臂最痛的部位。阿是穴位于疼痛局部,按揉阿是穴可以疏通局部经络,以缓解疼痛。用健侧手的拇指指端按压住患侧上肢的阿是穴,以感到酸胀为佳,按揉3~5分钟,早、晚各一次。

2. **手三里穴**。位于前臂背面桡侧,曲池穴下2寸处。按揉手三里穴不但能通络止痛,缓解手臂及胳膊的疼痛,还能理气和胃。用健侧手的拇指指端按压住患侧上肢的手三里穴,以感到酸胀为佳,顺时针方向按揉3～5分钟,早、晚各一次。

3. **曲池穴**。位于侧掌屈肘时,肘横纹外端凹陷中。曲池穴位于痛点附近,可以疏通经络,以缓解局部疼痛。用健侧手的拇指指端按压住患侧上肢的曲池穴,以感到酸胀为佳,顺时针方向按揉3～5分钟,早、晚各一次。

4. **肘髎穴**。位于肘关节部,肱骨外缘空隙凹陷中。按摩肘髎穴可以促进局部气血运行,改善疼痛症状。用健侧手的拇指指端按揉患侧肘髎穴,以感到酸胀为佳,顺时针方向按揉3～5分钟,早、晚各一次。

Tips

不要过于劳累,并注意保暖。可以用对侧拇指按揉患侧前臂掌侧、腕掌侧、手掌侧、肘部,使局部气血流通,以腕掌侧、手掌侧、肘部为重点,并配合腕关节屈曲、腕关节尺偏和桡偏的被动运动,辅以肘部外展、外旋的锻炼,同时适当活动手指和上臂。

阅读心得

29. 产后要少坐，否则易腰痛

捏捏按按 做「优质」大美人

别的产妇在生产后，都不顾身体的虚弱和身上的伤口痛，想多抱一抱自己的宝宝。而刘女士在生二胎后，一直躺在病床上，别说抱了，她是完全不管她的二宝，任由老公和阿姨换尿布、喂奶等。这到底是为什么呢？原来是生大女儿的时候，她仗着年轻身体好，又特别爱宝宝，经常会抱着孩子，从生下来就是她自己带、自己抱。孩子一哭就舍不得，赶快把孩子抱起来。孩子抱多了，她时不时有点腰疼，她也没有在意，继续照顾孩子，每天还要做各种家务。后来腰疼得实在受不了，到医院又是针灸，又是推拿，各种治疗方法都用上，虽然腰疼的程度有所缓解，但是稍微一干活还是会疼起来。因此，这次生二胎，她和老公商量，她这次一定要休息好，在孩子满月之前她什么都不做，也不抱孩子，全由老公来照顾。老公知道她腰疼起来非常痛苦，便让她好好休养，特意请了阿姨来照顾刘女士。

为何会产后腰痛

产后出现腰痛，多与产后子宫收缩复旧引起的反射痛有关，是已生育女性中比较普遍的现象。产妇分娩后，内分泌系统尚未得到调整，骨盆韧带处于松弛状态，腹部肌肉由于分娩而变得比较松弛；加上产后照料宝宝要经常弯腰，或恶露排出不畅引起盆腔血液淤积，都容易诱发腰部疼痛。常见的原因有生理性缺钙、劳累过度、姿势不当、产后受凉、闪挫腰肾、腰骶部先天性疾病等。

🦋 新妈妈不能不动,也不能动太多

很多新妈妈产后较少活动,总是躺或坐在床上休养;加之体重增加,腹部赘肉增多,增大了腰部肌肉的负荷,造成腰肌劳损而发生腰痛。还有很多产妇产后不注意休息,使身体过疲,或经常久站、久蹲、久坐或束腰过紧等,都可导致腰肌劳损,诱发腰痛。经常采取不当或不放松的姿势给宝宝喂奶,使腰部肌肉总处于不放松的状态中,也会使腰部肌肉受到损伤。

🦋 怎样预防产后腰痛

产妇要注意保护腰部,避免经常弯腰或久站、久蹲。清理房间地板时宜选用长柄工具,每次清理时间也不要过长,尤其是产后 3 个月以内。喂奶时采取正确姿势,坐在低凳上最好,如果坐得位置较高,可把一只脚垫高,或身体靠在椅子上。还要保持充分的睡眠,经常更换卧床姿势,避免提过重或举过高的物品,不要过早跑步、走远路。可经常适度活动腰部,使腰肌得以舒展。平时不穿带跟的鞋,保持正确的站立、坐、卧姿势也很重要。

🦋 如何自我按摩保健

穴位按摩是治疗腰痛的最常用方法,可以达到"通则不痛"的目的。穴位按摩可以舒筋活络,促使病变处瘀滞消散,痉挛解除,活血止痛,消炎镇痛,还可以补肾、补气血,以固腰护肾。另外,可佩带护腰,以对腰部有保护和支撑作用。如果感到腰部不适,也可热敷疼痛处或洗热水澡,促进血液循环,改善腰部不适感。各位新妈妈平时都应该注意腰部保暖。

产后腰痛的自我按摩穴位有以下几处。

1. 腰背部穴位。**肾俞穴**、**环跳穴**(位于股外侧部,侧卧屈股,股骨大转子最凸点与骶骨裂孔的连线的外 1/3 与中 1/3 交点处)、**阿是穴**(位于腰背部的压痛点)。腰背部的这些穴位都有疏通腰背部经络、活血止痛的作用。自我按摩时,可将双手放在下腰处,拇指在后,用双手拇指指端按揉肾俞穴;用双手食、中二指按揉环跳穴;可稍加大力度,用掌根按揉阿是穴,以产生酸胀感为度,每穴 3～5 分钟,每天 2 次。

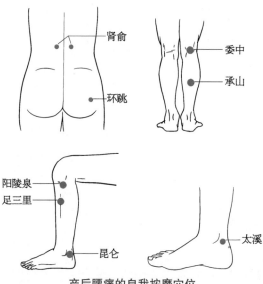

产后腰痛的自我按摩穴位

2. 四肢穴位。**委中穴**（位于腘横纹中点，当股二头肌腱与半腱肌肌腱的中间）、**承山穴**（位于小腿后面正中，伸直小腿或足跟上提时，腓肠肌肌腹下出现的尖角凹陷处）、**昆仑穴**（位于外踝后方，外踝尖与跟腱之间的凹陷处）、**阳陵泉穴**（位于小腿外侧，腓骨头前下方凹陷处）、**足三里穴、太溪穴**。按摩以上穴位，可以活血通络，疏调经脉，补肾、益气血。可用双手拇指同时按揉同侧各穴，以产生酸胀感为度，每穴按揉 3 分钟，每日 2 次。

阅读心得

五

生『乳』有道多按摩

30. 如何成为一头合格的"奶牛"

对于女性来说不仅生孩子的时候疼,其实还有另一种疼也很折磨人,那就是开奶时的疼。提起吴小姐的开奶史,她唯一记得的就是当时奶头破了,非常非常疼,钻心的疼。她的女儿刚出生的第一天,由于奶水不足,总是处于饥饿状态,不停地哭闹。但医生说,婴儿的吮吸可以促进快速下奶,而且刚出生头几天的母乳虽然量很少,但质量非常好,宝宝吃了特别好,所以要坚持不断地喂奶,后面奶水才会多。因此,宝宝饿的时候她就喂,但宝宝总是不停地嘬她的乳头,每嘬一次,她就疼痛一次,疼得都有些心慌。医生说那是因为喂奶的姿势不对,她改变了喂奶的方法,忍着疼痛让孩子不停地使劲吮吸,过了几天,乳头上破口子的地方结了痂,等痂掉了,也就不疼了。她还经常在乳房上热敷、按摩,想尽量多分泌些乳汁给宝宝吃。她还吃各种汤水,为了宝宝,完全不在乎自己的身材和体重。在她的努力下,宝宝茁壮成长,越来越可爱。

影响你成为"奶牛妈妈"的原因

产后明明有奶却排不出,乳汁淤积、乳房肿胀有硬块、急性乳腺炎、副乳肿块等症状均为哺乳期妈妈的常见喂养疾病,追其根源是由乳腺管堵塞、乳汁排出不畅、乳汁过多排空不完全等原因造成。如果这些问题长期得不到解决,除了疼痛以外,还会引起各类乳腺疾病。乳房不畅通,困扰了很多哺乳期的妈妈,使她们痛苦不堪,让她们对母乳喂养产生了很大心理阴影和生理伤害。

"奶牛妈妈"心情一定要好

曾经看过一个新闻,一位哺乳期的妈妈由于和老公吵架,一气之下就回奶了,这时老公和她都傻眼了,早知道会没奶,为了孩子肯定不会吵架生气。生气真的可以引起回奶,因为乳房也是肝经路过的部位,生气不仅伤肝,也会使肝经循行部位的气血运行不畅,没了气血,奶水就没法产生,奶自然而然就没有了。还有一种说法,生气时产生的乳汁有"毒",不开心的成分会夹在乳汁里,孩子吃了母乳,他们也会跟着不开心。保持一个乐观、开心的心态,能促进乳汁的分泌。因此,想要成为一名合格的"奶牛妈妈",没事就多笑笑,为自己笑笑,也对宝宝笑笑。

如何自我按摩保健

中医的穴位按摩方法可以疏通乳腺管,以清除淤积、排除异物,使本来不通畅、堵塞、闭合、粘连、扭曲的乳腺管打开,达到通畅乳腺管,使奶水顺利排出的作用。还能消除疼痛,预防急性乳腺炎,也降低了妈妈们乳腺癌、乳腺增生等疾病的风险,有利于体形的恢复。一般来说,产后3天到一周左右,多多进行穴位按摩,母乳量就能达到正常水平。同时还要多让宝宝吸,只要奶头通畅,宝宝越吸,奶水就会越多。

生乳的自我按摩穴位有以下几处。

1. **膻中穴**。位于两乳头连线的中点处。能宽胸理气、活血通络,促进乳汁分泌。可用右手食、中二指按揉膻中穴,每次3~5分钟,以穴位局部感到酸胀为宜,早、晚各一次。

2. **太冲穴**。位于足背侧,第一、二跖骨结合部之前凹陷处。能疏肝利胆,通乳消胀。用双手食指同时按揉双侧太冲穴,每次3~5分钟,以穴位局部感到酸胀为宜,早、晚各一次。

3. **少泽穴**。位于小拇指指甲根外下方0.1寸。是产后通乳的特效穴,专治产后乳少。可用拇指按揉对侧少泽穴,每次3~5分钟,以穴位局部感到酸胀为宜,早、晚各一次。

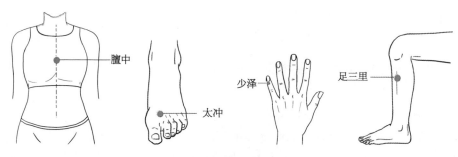

膻中

太冲

少泽

足三里

生乳的自我按摩穴位

4. **足三里穴**。能补充气血,化生乳汁。用双手食指同时按揉双侧足三里穴,每次 3~5 分钟,以穴位局部感到酸胀为宜,早、晚各一次。

阅读心得

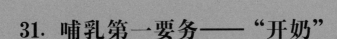

31. 哺乳第一要务——"开奶"

马小姐刚刚生完宝宝,但是她一点奶都没有,可以说孩子从出生开始,都没有吃过她一口奶,这是为什么呢?她产前没有关注过哺乳方面的知识,婆婆和妈妈也早就忘记了当年生老公和她时的喂养情况。因为她和老公都是独生的孩子,老一辈的4口人都围着她转,家里人手充足,完全不用请月嫂和阿姨,在医院的时候也没有请护工。她乳房本来就比较小,产后乳房也一直没有变大、变硬,就让孩子一直喝医院提供的奶粉。后来医生检查时看她没有奶水,给她加开了催乳的药,还说让孩子多吸,这样才会有母乳,而且才会越来越多。但是她的母乳量实在太少了,孩子一直吃不到东西,就越来越不愿意吃,而且孩子一急一咬,她的乳头就特别疼,疼得她直流眼泪。这样就形成一个恶性循环,她也不想喂,孩子也不想吸,乳房始终一点都不胀,稍微有一点奶全流到衣服上了。后来听说可以用吸奶器吸奶,还有乳头保护罩可以减轻开奶时乳头的疼痛,她让老公赶快去买。但这个时候基本上已经回奶了,再用吸奶器吸,每次也只能吸出十几毫升,有时候来不及吸就全流到衣服上了,她干脆就彻底不喂了。

开奶

通常指新生儿出生后的第一次喂奶,通过按摩、饮食、药膳等方法使奶水通畅的过程。应及早开奶,养成良好的哺乳习惯,按需哺乳、勤哺乳,一侧乳房吸空后再吸另一侧。若新生儿吃饱但乳房尚未被吸空时,应将多余乳汁挤出。但因个人体质的不同,很多新妈妈在开奶时出现奶水迟迟不下或乳房胀痛、副乳及腋下淋巴肿大等问题,痛苦不堪,有的新妈妈甚至因此放弃母乳喂养。

"过度进补"反而没用

为了开好奶,新妈妈应该有充分的睡眠和足够的营养,但不要滋腻太过。很多人认为,刚生产后的妈妈气血虚弱,乳汁来源缺乏,从而造成乳汁生成过少。因此,通常产后会进行各式各样的食物进补,有些产妇在开奶时不顺利,家人急忙炖鲫鱼汤、猪蹄汤给产妇补身体。但其实"过度进补"反而会对脾胃造成负担,不利于脾胃运化吸收转化为乳汁。当前的生活条件下,产后真正"营养不良"的人少之又少。因此,应该"因人而异,按需进补,适可而止"。

"假性乳少"

很多产妇乳汁已经分泌在乳房内,越积越多,但排出来的却少,让新妈妈们以为是"乳少"而进行"催乳"。其实,这种"假性乳少"是不通畅导致的,因此必须要令淤积的乳汁"通畅排出"。产妇如果早期发现乳汁分泌不畅,乳房出现结节、疼痛的症状,应第一时间让孩子吸吮。通过孩子的吸吮能够刺激排乳反射,使乳管挤压收缩,促进乳管中的乳汁被吸出来。还可进行乳房及通乳穴位的按摩,以疏通乳络、排出乳汁。

如何自我按摩保健

中医穴位按摩不仅可以帮助新妈妈排出黏稠的初乳,使原本闭合、扭曲、粘连的乳管通畅,帮助妈妈们产后尽快下奶、及时预防少奶和乳管不通引起的乳房胀痛,减少喂奶的痛苦,还能降低新妈妈患上乳腺炎、乳疮等乳房疾病的可能。此外,还可同时促进她们子宫收缩、恶露排出,有利于新妈妈产后体形的恢复,使她们安全度过这一特殊时期,尽早为自己宝宝的健康提供优质、天然的营养。

开奶的自我按摩穴位有以下几处。

1. **膻中穴**。能宽胸理气、活血通络,促进乳汁分泌。可用右手食、中二指按揉膻中穴,每次 3～5 分钟,以穴位局部感到酸胀为宜,每 2～3 小时一次。

2. **太冲穴**。能疏肝利胆、通乳消胀。用双手食指同时按揉双侧太冲穴,每次 3～5 分钟,以穴位局部感到酸胀为宜,每 2～3 小时一次。

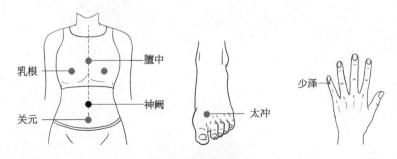

开奶的自我按摩穴位

3. **少泽穴**。产后通乳的特效穴,专治产后乳腺不通。可用拇指按揉对侧少泽穴,每次 3～5 分钟,以穴位局部感到酸胀为宜,每 2～3 小时一次。

4. **乳根穴**。位于乳头直下,乳房根部,第 5 肋间隙,距前正中线 4 寸。能疏通乳房局部气血,促进乳汁分泌和排出。用双手食指同时按揉双侧乳根穴,每次 3～5 分钟,以穴位局部感到酸胀为宜,每 2～3 小时一次。

5. **关元穴**。能补充气血,滋养乳房,促进乳汁排出。可用右手食、中二指按揉关元穴,每次 3～5 分钟,以穴位局部感到酸胀为宜,每 2～3 小时一次。

阅读心得

32. 产后若缺乳，按摩能催乳

对于嗷嗷待哺的婴儿来说，母乳是天然的、最理想的食品。毛小姐产后母乳量非常少，特别着急。她天天各种催奶汤吃个不停，也没见母乳量增加。为此，她还专门去开了下奶的中药，但效果还是不明显。医生告诉她，有很多新产妇在孩子满月前，母乳量就是比较少，等出了月子慢慢就多了。可是现在孩子都三个多月了，她的奶水还是不足，每天都要加2～3顿奶粉。但是孩子一点都不爱吃奶粉，每次喂奶粉的时候都特别麻烦，一喂就要半小时到一小时，喂着喂着奶粉都凉了，只能热了再喂。她听说针灸和推拿都对产后缺乳有很好的作用，就去看推拿门诊，有专门催乳的推拿医生。经过几次推拿之后，她的产奶量明显增加，已经减少到每天只加1顿奶粉。为此，她特别高兴，继续又推拿了几次，基本上可以不加奶粉就够她的宝宝吃了。虽然不用再去推拿了，但她每天早、晚都要自己按摩按摩乳房上的穴位，为了宝宝的健康，她也真的是很努力啊。

缺乳

产后缺乳令一些哺乳期的"问题妈妈"苦恼不已。产后哺乳期内，产妇乳汁甚少，不足以喂养婴儿；乳汁全无；原本泌乳正常，突然情志过度刺激后缺乳等，问题重重。哺乳期是乳房最容易出现各种问题的时期，如产后缺乳、乳汁郁积等。乳汁的分泌与妈妈的精神、情绪、营养状况、休息和劳动都有关系。任何精神上的刺激，如忧虑、惊恐、烦恼、悲伤，都会减少乳汁分泌。"催乳"实际上包含两种含义：一为催生乳汁，即产生更多乳汁，让宝宝有奶吃，此为"真性乳少"；二为催出乳汁，即如何让乳汁顺利排出，让宝宝吃上"饭"，此为"假性乳少"。

平时应该注意什么

首先，孕期就应做好乳头护理，产检时若发现乳头凹陷，要经常把乳头向外拉；哺乳时要常用肥皂擦洗乳头，防止乳头开裂而造成哺乳困难；其次，纠正孕期贫血，预防产后大出血，因为只有气血充足了，才能产生更多的乳汁；再次，提倡早期哺乳、定时哺乳，促进乳汁的分泌。可在产后 30 分钟内开始哺乳，尽早建立泌乳反射。还要加强产后营养，尤其是富含蛋白质的食物和新鲜蔬菜，以及充足的汤水。"假性乳少"若不及时治疗，可发展为急性乳腺炎，出现乳房红肿热痛、恶寒发热、化脓成痈等症状，这时候不仅根本不能哺乳，有可能还需要手术切开排脓，对母亲和宝宝都是非常不利的，所以一定要及早积极治疗。

如何自我按摩保健

产后奶水不足该怎么办？缺乳的主要病机为乳汁生化不足或乳络不畅。中医穴位按摩可以理经络、通气血，使产后乳汁甚少或全无、乳汁清稀、乳房柔软的情况得到缓解。通过穴位按摩，可促进血液循环，有利于乳汁的分泌和排出，同时疏肝理气、健脾益胃、活血化瘀，调节新妈妈的身体各项功能，达到促进乳汁分泌的目的，以满足宝宝的成长需求，成功实现纯母乳喂养。

产后缺乳的自我按摩穴位有以下几处。

1. **膻中穴**。能宽胸理气、活血通络，促进乳汁分泌。可用右手食、中二指按揉膻中穴，每次 3～5 分钟，以穴位局部感到酸胀为宜，早、晚各一次。

2. **太冲穴**。能疏肝利胆、通乳消胀。用双手食指同时按揉双侧太冲穴，每次 3～5 分钟，以穴位局部感到酸胀为宜，早、晚各一次。

3. **少泽穴**。是产后通乳的特效穴，专治产后乳少。可用拇指按揉对侧少泽穴，每次 3～5 分钟，以穴位局部感到酸胀为宜，早、晚各一次。

4. **乳根穴**。能疏通乳房局部气血运行，促进乳汁分泌和排出。用双手食指同时按揉双侧乳根穴，每次 3～5 分钟，以穴位局部感到酸胀为宜，早、晚各一次。

5. **中脘穴**。位于胸骨下端和肚脐连接线中点处。能促进脾胃化生气血功

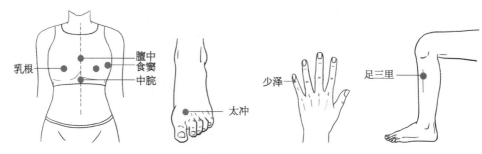

产后缺乳的自我按摩穴位

能,促进乳汁产生。可用右手食、中二指按揉中脘穴,每次 3～5 分钟,以穴位局部感到酸胀为宜,早、晚各一次。

6. **足三里穴**。能补充气血,化生乳汁。用双手食指同时按揉双侧足三里穴,每次 3～5 分钟,以穴位局部感到酸胀为宜,早、晚各一次。

7. **食窦穴**。位于胸外侧部,第 5 肋间隙,距前正中线 6 寸。既能通乳,又能消胀。用双手食指同时按揉双侧食窦穴,每次 3～5 分钟,以穴位局部感到酸胀为宜,早、晚各一次。

阅读心得

33. "回奶"回得好，按摩有诀窍

刘小姐坚持喂了几个月的母乳，虽然奶水一直不太多，要加奶粉才够宝宝吃的量，但是晚上可以自己亲喂，不用起来冲奶粉也是挺好的。上班以后，她白天背奶，晚上亲喂，也坚持喂了好几个月。但是快到年底时，公司里业务比较多，也特别忙，经常在单位里忙到没有时间吸奶，奶水一憋，乳房就会又肿又疼，碰都碰不得。吸奶器也吸不出来，只有等到晚上回去让宝宝全部吸光才能好点。乳腺红肿发得太频繁了，让她也很烦，而且又红又肿的时候让宝宝吃奶，她的乳头也很疼。她每次都要硬忍着痛喂，再加上宝宝已经 10 个月了，她想还是断奶吧，这种肿胀乳房里的母乳说不定对孩子也不好呢。但对于这种经常会肿痛的乳房，想让它自己回乳那几乎是不可能的，她也只能求治于医院的乳腺科。医生给她开了回乳的外敷药，还帮她推拿通乳。几天下来，她的奶水就自己回掉了，一点红肿也没有，她今后再也不用担心溢乳和乳腺发炎了。

回奶

宝宝哺乳的时间一般为 6～12 个月，哺乳期的妈妈因为各种身体原因、心理原因或工作原因需要减少乳汁分泌，就是回奶。一般来讲，哺乳时间已超过 10 个月而断奶者，可自然回奶；因各种疾病或特殊原因，哺乳时间尚不足 10 个月而断奶者，多采用人工回奶。另外，正常断奶时，如果奶水过多，自然回奶效果不好时，也可人工回奶。回奶期间奶水逐步减少，不是一下全无。产妇在回奶期内,若不注意饮食和生活习惯,乳腺会涨大数倍,疼痛难忍。轻者乳房变形下垂,乳腺损伤;重者乳房发炎甚至结块溃脓,增加回奶后乳腺增生、乳腺囊肿的概率。

自然回奶的方法

首先,如果宝宝对母乳依赖很强,可逐渐断奶。从每天喂母乳七八次,先减少到每天五六次,等妈妈、宝宝都适应后,再逐渐减少,直到完全断掉。其次,开始断奶时,可每天喝些配方奶,尽量鼓励宝宝多喝牛奶,同时断掉临睡前和夜里的奶。再次,断奶前,改由爸爸或家人哄宝宝睡觉。在回乳期必须忍受宝宝的哭闹,切忌断续让宝宝吮吸,更不能在乳头上擦辣椒或其他刺激性的东西。此外,不科学的回奶方法,不但会引起乳房胀满疼痛,还会引起乳房下垂、乳房变形、乳房结节等;乱用激素类的药品或回奶针等,也很容易引起乳房萎缩,或者乳腺分泌的问题。

因此,如果妈妈和宝宝都已经做好了断奶的准备,妈妈可以和宝宝分开几天,比如出差一段时间,那么很可能在这几天就完全断奶了,而且如果妈妈上班后不再吸奶,那么就只剩下夜奶了。

如何自我按摩保健

通过中医穴位按摩可以帮助妈妈们无痛回奶,使回奶(断奶)周期缩短为3～5天,减轻回奶期间乳房肿胀和硬块奶结,同时避免乳腺炎的发生;也消除了因为断奶肿胀时留下的奶结,降低了多种乳房疾病的发生率;还能防止因回奶引起乳房下垂及变形的发生,让妈妈们轻松、安全地结束母乳喂养。回奶时如果发现乳房里有硬块,要及时用手揉开,防止乳腺炎。

回奶的自我按摩穴位有以下几处。

1. **肩井穴**。位于肩上中部凹陷处,即大椎穴与肩峰端连线的中点。能通经豁痰,既可回乳,又能防止乳腺炎。将手放在肩上,用食、中二指按揉对侧肩井穴,每次3～5分钟,以穴位局部感到酸胀为宜,每5～6小时一次。

2. **光明穴**。位于外踝上5寸,腓骨前缘,趾长伸肌和腓骨短肌之间。能通络除胀,治疗回乳时的乳房胀痛。用双手食指同时按揉双侧光明穴,每次3～5分钟,以穴位局部感到酸胀为宜,每5～6小时一次。

3. **足临泣穴**。位于足背外侧，第四、五跖趾结合部的前方凹陷处。能疏肝利胆，治疗乳房胀痛。用双手拇指或食指同时按揉双侧足临泣穴，每次 3～5 分钟，以穴位局部感到酸胀为宜，每 5～6 小时一次。

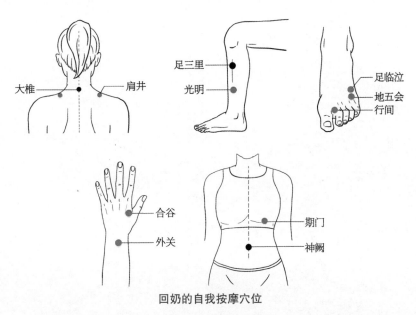

回奶的自我按摩穴位

4. **地五会穴**。位于足背外侧，第四、五跖骨间，跖趾关节后方，小趾伸肌腱内侧缘凹陷处，足临泣穴下 0.5 寸。能利胸胁、消乳肿。用双手拇指或食指同时按揉双侧地五会穴，每次 3～5 分钟，以穴位局部感到酸胀为宜，每 5～6 小时一次。

穴位按摩可以促进消胀、回奶，但是乳房四周及乳头处的穴位均不宜按揉，否则会刺激乳汁分泌，不但不能退奶，反而会使乳汁分泌量增加。如果回乳时出现乳汁排不出来、乳房红肿硬痛的情况，可加用**行间穴**、**合谷穴**、**外关穴**、**期门穴**等穴，每次按压 5～10 分钟，每天按摩 4～6 次。

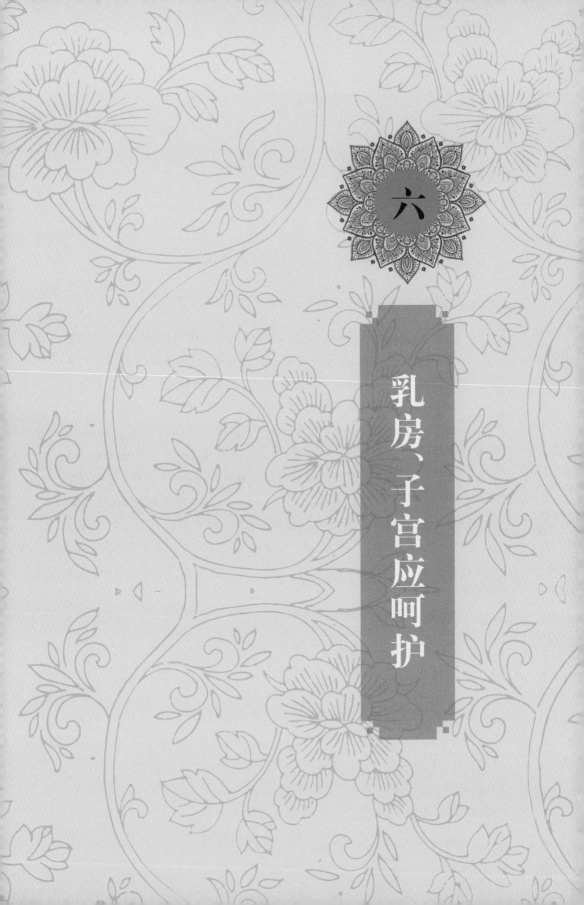

六

乳房、子宫应呵护

34. 乳腺增生，按按能减轻

捏捏按按 做「优质」大美人

周女士和老公一直性格不合。其实结婚前她就发现两人在很多事情上，观念是不一样的，但毕竟谈了很长时间的恋爱，而且两人的家里条件也比较相似，所谓的门当户对，感觉要是不结婚，肯定找不到比老公更合适的对象了，因此还是在矛盾中结了婚。直到婚后才发现，自己完全想错了，两人几乎是两天一小吵，三天一大吵。慢慢地，吵架就变成一种习惯，在任何一件事上，只要两人有分歧，就会导致一顿大吵。天天吵架让周女士心力交瘁，她也患上了严重的乳腺增生和纤维瘤，平时就经常胀痛得很厉害，吵架后更加严重。最后还是和老公离婚了，孩子由她抚养。医生建议她想开点，一定要心情舒畅。她谨遵医嘱，回家之后自己也经常按摩"太冲穴"。结果没过几个月，她就发现乳房好像不怎么胀痛了，等到再去体检的时候，医生发现原本必须做手术拿掉的纤维瘤已经缩小了，现在根本就不用再做手术。

何为乳腺增生

乳腺增生是常见的女性乳腺疾病，又名小叶增生。无炎症性改变，而是乳腺组成成分的增生，在结构、数量及组织形态上出现异常，常表现为乳房疼痛和肿块。乳房疼痛多为胀痛或刺痛，以一侧乳房症状重为多见，疼痛严重者不可触碰，甚至影响日常生活及工作。疼痛以乳房肿块处为主，可向腋窝、胸胁或肩背部放射，于月经前出现或加重，随情绪变化而波动。乳房肿块可为单个或多个;好发于乳房外上象限;形状有片块状、结节状、条索状、颗粒状等,以片块状为多见;边界不明显,质地中等或稍硬韧,与周围组织无粘连;常有触痛;随月经周期而变化,月经前肿块增大变硬,月经来潮后肿块缩小变软。

乳腺增生的发病原因

一是精神因素。精神刺激,如精神过于紧张、情绪过于激动等,可影响内分泌功能,使本该复原的乳腺增生组织得不到复原或复原不全,久而久之,便形成乳腺增生,而这些不良的精神刺激还会加重已有的乳腺增生症状。二是不良的生活习惯。有人为因素和生活方式因素,如多次人流、不生育或 30 岁以上生育、不哺乳、佩戴过紧的胸罩等,都有碍乳腺的健康。三是饮食不合理。如脂肪摄入过多,可影响卵巢的内分泌功能,刺激乳腺上皮细胞从而导致乳腺增生。

如何自我按摩保健

中医学认为,乳腺增生主要是由乳腺部位和全身的气血不通造成的,且与女性的心情有很大关系。因此,可以通过按摩肝经、胆经等经脉的穴位,促进气血运行,消除身体的瘀阻,让乳腺增生在按摩中得到改善和根除。自我穴位按摩不仅可以消除乳腺增生,还可以预防乳腺癌。当然,保持积极、乐观的心态,没事少生气,对于改善乳腺增生也是非常重要的。

乳腺增生的自我按摩穴位有以下几处。

1. **膻中穴**。位于胸部,两乳头连线的中点处。按摩膻中穴可以有效预防乳腺增生和乳腺癌。可用右手食、中二指按揉膻中穴,每次 3～5 分钟,早、晚各一次,以穴位局部感到酸胀为宜。

2. **太冲穴**。能舒肝理气,以缓解乳房胀痛。可用双手拇指按揉双侧太冲穴,每次 3～5 分钟,早、晚各一次,以穴位局部感到酸胀为宜。

3. **阳陵泉穴**。能舒肝健脾,对乳腺增生的疼痛和肿块都有好处。可用双手食、中二指按揉阳陵泉穴,每次 3～5 分钟,早、晚各一次,以穴位局部感到酸胀为宜。

4. **足三里穴**。胃经经过乳腺的区域,所以胃经上的足三里穴可以疏通乳腺气血。可用双手食、中二指同时按揉双侧足三里穴,每次 3～5 分钟,早、晚各一次,以穴位局部感到酸胀为宜。

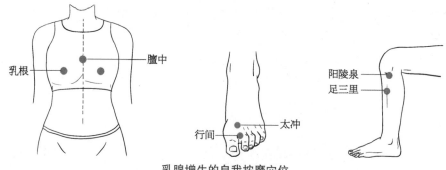

乳腺增生的自我按摩穴位

　　5. **乳根穴**。位于乳头直下,乳房根部,第5肋间隙,距前正中线4寸。专治乳房的各种疾病。可用双手食、中二指同时按揉双侧乳根穴,每次3～5分钟,早、晚各一次,以穴位局部感到酸胀为宜。

　　6. **行间穴**。位于足背,第一、二趾间,趾蹼缘的后方赤白肉际处。配合太冲穴一起按摩,对胸胁胀痛效果非常好。可用双手拇指按揉双侧行间穴,每次3～5分钟,早、晚各一次,以穴位局部感到酸胀为宜。

Tips

　　如果是轻度的乳腺增生,在自我按摩的当天就可以感到胀痛减轻或消失,按摩一周到半个月对增生改善非常明显;如果增生严重、时间过长,就需要坚持按摩一段时间,并同时在饮食和心理方面进行配合,肯定能达到非常好的效果。

阅读心得

- -

- -

- -

- -

35. 乳房下垂，按摩变挺拔

　　钱小姐的孩子已经一岁半了。很多女性在生孩子后对自己身材不满意的原因是太胖，而钱小姐不一样，她生好孩子后身材一直保持得很好，但她不满意的地方是乳房下垂。其实，钱小姐的双乳一点都不大，当她怀孕后发现自己增长了2个罩杯，就非常开心，想着产后说不定就能比较丰满了，再也不用因为胸小不好买衣服而郁闷了。但是随着哺乳期的结束，她的胸一下子又"缩"回去，因为有了前面的丰满做对比，所以甚至感觉比以前还要小了。更让她无法接受的是，竟然还出现了乳房下垂，都已经那么小还下垂？这也让她不得不关注起自己的乳房来。她找到医生，说既想丰胸，又想治疗乳房下垂，希望针灸能够有帮助。经过一个疗程的治疗，她的罩杯真是大了点，而且再也不下垂了。医生让她继续回家自己按摩，说不定不久之后她就变成真正的美胸妈咪了！

乳房下垂

　　正常年轻女性乳头的水平位置应该是在乳房下皱襞之上，若掉在其下即是所谓的乳房下垂。下垂得越严重，就掉得越低。乳房下垂可分为以下几种：①减肥后乳房下垂，主要是减肥后乳房内脂肪组织与皮肤松弛所致，多见于中青年女性。②老年乳房下垂，主要因为年龄增长，皮肤、支持组织、脂肪、腺体退化、萎缩，乳房呈空囊状下垂。③哺乳后乳房下垂，乳腺泡管、腺体及脂肪组织

113

萎缩,而皮肤及支撑组织却相应较多,因而导致乳房下垂。

少女需护胸、健胸

12 岁左右时,乳房开始发生变化,出现乳核;15 岁时,乳房开始有初步的形状,此时应该佩戴合适的胸罩或小背心,以保护胸部。内衣或背心不宜过小或过紧,不然会对胸部肌肉造成压迫,造成血液循环不佳。束胸会压迫乳房,使血液循环不畅、乳房下部血液瘀滞而引起疼痛。18 岁左右,性成熟时,才能确定乳房是否发育不良。虽然乳房大小与遗传有很大的关系,但注意营养均衡和积极锻炼,抓住发育的时机,小乳房也能变大、变坚挺。

哺乳前后,谨防下垂

25～30 岁的女性,乳房富有弹性,外形也较好。如果此时已经或即将有孩子,一定要注意产后的胸部变化。怀孕后,乳房会上升好几个罩杯,这时就应该预防乳房下垂。随着乳房体积的增大,应不断更换不同型号的乳罩,以支撑"双球"。否则乳腺韧带一旦被过度抻拉导致组织断裂,就难以恢复,从而造成乳房下垂。哺乳期后,乳房不再生成乳汁,乳腺泡管、腺体和脂肪组织萎缩,而皮肤及支撑组织却相对较多,也会造成乳房下垂。

如何自我按摩保健

女性都希望自己能拥有坚挺的乳房,中医提倡乳腺问题"调养胜于治疗",保养、运动、饮食、按摩等,这些简单的健胸、丰胸方法,能让你获得圆润、坚挺、健康的"双峰"。穴位按摩就可以疏通经络,促进乳房局部的血液循环,也可以促进雌激素分泌,达到丰胸美体的目的。

防止乳房下垂的自我按摩穴位有以下几处。

1. **膻中穴**。按摩膻中穴可以改善乳房局部血液循环,改善下垂情况。可用右手食、中二指按揉膻中穴,每次 3～5 分钟,早、晚各一次,以穴位局部感到酸胀为宜。

2. **足三里穴**。胃经经过乳腺的区域,因此胃经上的足三里穴可以疏通乳腺气血,使乳房坚挺。可用双手食、中二指同时按揉双侧足三里穴,每次 3～5 分

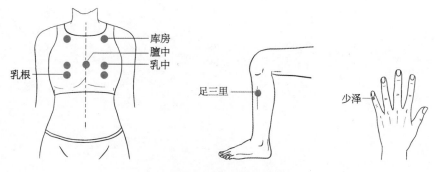

防止乳房下垂的自我按摩穴位

钟，早、晚各一次，以穴位局部感到酸胀为宜。

3. **乳中穴**。位于胸部，第4肋间隙，乳头中央，距前正中线4寸。按摩此穴可改善乳房部位血液循环，防止乳房下垂。可用双手食、中二指同时按揉双侧乳中穴，每次3～5分钟，早、晚各一次，以穴位局部感到酸胀为宜。

4. **乳根穴**。专治乳房的各种疾病，防止下垂。可用双手食、中二指同时按揉双侧乳根穴，每次3～5分钟，早、晚各一次，以穴位局部感到酸胀为宜。

5. **库房穴**。位于胸部，第1肋间隙，距前正中线4寸。与乳根穴一起按摩，可改善胃气不足所致的乳房扁平细小或乳房下坠，对丰胸有奇效。可用双手食、中二指同时按揉双侧库房穴，每次3～5分钟，早、晚各一次，以穴位局部感到酸胀为宜。

6. **少泽穴**。位于小指末节尺侧，距指甲角0.1寸。是治疗乳腺疾病的特效穴，常常按摩可以防止乳房下垂。用拇指按揉对侧少泽穴，每次3～5分钟，早、晚各一次，以穴位局部感到酸胀为宜。

阅读心得

- -

- -

- -

36. 乳腺癌，常按摩可预防

捏捏按按 做『优质』大美人

刘小姐的姥姥是因为乳腺癌去世的，最近她的妈妈查出了乳腺癌，接着姨妈不放心也到医院去检查，结果也发现了乳腺癌。这下刘小姐完全坐不住了，都说乳腺癌和遗传有很大的关系，而她的直系亲属接连患上乳腺癌，她非常担心自己将来会不会得乳腺癌。如果说这真的和基因、遗传有关，难道非要像安吉丽娜·朱莉一样切除乳腺才能预防乳腺癌吗？她才只有25岁，还没有结婚，等将来结婚生了孩子，还是希望对孩子好一点，能够母乳喂养，要是切了乳腺组织，还能喂奶吗？而且她总觉得，没有了乳腺就像没有子宫一样，不像一个完整的女人。难道就没有其他更好的办法了吗？刘小姐感觉现在自己的生活就好像世界末日一样，看不到任何希望。医生教她一些可以自己按摩的穴位和方法，让她经常按摩，虽然不能100%预防乳腺癌，但是肯定能起到一定的预防作用。而且穴位按摩还是最健康的自我保健方法之一。她找到了新的希望，终于破涕为笑了。

乳腺癌

乳腺癌是最常见的女性恶性肿瘤之一，通常发生在乳腺上皮组织，它的发病常与遗传有关，以40~60岁绝经期前后的妇女发病率最高，严重影响妇女身心健康甚至危及生命。乳腺癌的病因尚未完全清楚，但发病存在一定的规律，具有乳腺癌高危因素的女性容易患乳腺癌。乳腺癌的早期发现、早期诊断，是提高疗效的关键。

妊娠期和哺乳期乳腺癌

妊娠期和哺乳期女性由于体内激素水平的改变,可能使原有肿瘤的生长加快,恶性程度增高。同时在妊娠期和哺乳期,乳腺组织生理性增大、充血,使肿瘤不易被早期发现,而且更易于播散。妊娠期乳腺癌的治疗方法取决于肿瘤的病期及妊娠的不同时期。早期妊娠时,是否终止妊娠应根据不同的病期,病期较早时不必终止妊娠。哺乳期乳腺癌的治疗首先应中止哺乳,术后辅助治疗方法与一般乳腺癌相似。但预防性去除卵巢并不能提高乳腺癌患者的生存率。

乳腺癌如何预防

目前,还没有确切预防乳腺癌的方法,但可以考虑以下几方面:良好的生活方式,保持心情舒畅;坚持体育锻炼,积极参加社交活动,减少精神、心理紧张因素,保持心态平和;养成良好的饮食习惯;积极治疗各种乳腺疾病;不乱用外源性雌激素;乳腺癌高危人群进行药物性预防;了解乳腺疾病的科普知识,掌握乳腺的自我检查方法,养成定期乳腺自查的习惯,积极参加乳腺癌筛查。

如何自我按摩保健

乳腺癌不是一触而发的,故早期治疗其他乳腺疾病,平时多对乳房进行保健是防止乳腺癌发生的重要步骤。坚持穴位按摩,不仅可以预防乳腺癌的发生,还可有效改善患乳腺癌后局部气血循行,经气通利、血行顺畅,可有效改善患侧上肢水肿,促进肢体功能恢复。此外,患者还应积极地做肩部活动及功能锻炼。

预防乳腺癌的自我按摩穴位有以下几处。

1. **膻中穴**。位于胸部,两乳头连线的中点处。按摩膻中穴可以有效预防乳腺增生和乳腺癌。可用右手食、中二指按揉膻中穴,每次 3～5 分钟,早、晚各一次,以穴位局部感到酸胀为宜。

2. **乳根穴**。位于乳头直下,乳房根部,第 5 肋间隙,距前正中线 4 寸。专治乳房的各种疾病,可缓解乳胀、乳痛现象。用双手食、中二指同时按揉双侧乳根穴,每次 3～5 分钟,早、晚各一次,以穴位局部感到酸胀为宜。

　　3. **库房穴**。位于人体的胸部,乳头直上,第 1 肋间隙,距前正中线 4 寸。常按此穴可以缓解胸肋胀痛,预防和治疗乳腺疾病。用双手食、中二指同时按揉双侧库房穴,每次 3～5 分钟,早、晚各一次,以穴位局部感到酸胀为宜。

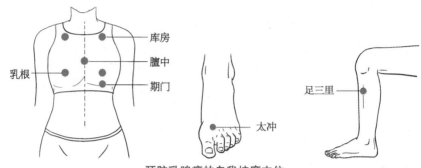

库房

膻中

乳根

期门

足三里

太冲

预防乳腺癌的自我按摩穴位

　　4. **期门穴**。位于胸部,当乳头直下,第 6 肋间隙。常按此穴可以疏肝利胆、解郁开胸,可预防和治疗多种乳腺疾病,对乳腺癌也有好处。用双手食、中二指同时按揉双侧期门穴,每次 3～5 分钟,早、晚各一次,以穴位局部感到酸胀为宜。

　　此外,经常按摩**太冲穴**和**足三里穴**有助于预防乳腺癌。太冲穴能舒肝理气,缓解乳房胀痛;足三里穴能疏通乳房局部气血。可用拇指按揉太冲穴;用双手食、中二指同时按揉双侧足三里穴,每次 3～5 分钟,早、晚各一次,以穴位局部感到酸胀为宜。

阅读心得

37. 子宫肌瘤多，肝经多按摩

　　邱女士平时非常容易生气，家里总会出各种各样的事让她特别不省心，她非常容易着急上火，常常气不打一处来，久而久之，她的病也就来了。刚开始时，一生气就觉得胸胁胀痛，后来体检发现了乳腺增生，隔了几年又长了乳腺纤维瘤，还有子宫肌瘤。她脸上斑特别多，别人一看就觉得她身体肯定有些问题。她的子宫肌瘤引起了月经失调，每20多天就来一次月经，每次经量还特别多，同时还有腰酸、腰痛、小肚子痛。今年体检发现她的肌瘤不仅大了，而且更多了，B超医生说还没见过哪个女性比邱女士的情况还严重的，医生也建议她尽快做手术拿掉肌瘤。但毕竟不是小手术，她还是有很多顾虑的，万一手术后复发，又长出来怎么办？而且一旦做了妇科手术，会不会引起她提早绝经？那不是就老得很快了！到底有什么办法可以减少子宫肌瘤的发生呢？

何为子宫肌瘤

　　子宫肌瘤是女性生殖器官中最常见的良性肿瘤，也是人体最常见的肿瘤之一，又称为纤维肌瘤、子宫纤维瘤，严重威胁女性的健康。子宫肌瘤主要是由子宫平滑肌细胞增生而成，其中有少量纤维结缔组织作为一种支持组织而存在，故称为子宫平滑肌瘤，简称子宫肌瘤。可分为浆膜下肌瘤、肌壁间肌瘤、黏膜下肌瘤、宫颈肌瘤、阔韧带肌瘤等。患子宫肌瘤后，可出现月经过多、下腹部包块、排尿或排便困难等。很多女性是因为身体检查时，无意间发现此病，所以大部分人没有得到更早的治疗，甚至没有治疗。

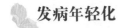 发病年轻化

现在，子宫肌瘤越来越青睐三四十岁的中年女性，特别是未育、性生活失调和性情抑郁的女性。虽然病因尚不十分明确，但激素分泌过于旺盛是导致子宫肌瘤最普遍的原因。未育女性可能不仅会提前进入更年期，还因为得不到孕激素及时、有效地保护，易发生激素依赖性疾病，子宫肌瘤就是其中之一。长期性生活失调容易引起激素紊乱，导致盆腔慢性充血，诱发子宫肌瘤。中年女性面临着工作和家庭的双重精神压力，易情绪抑郁，而绝经期到来后，女性又开始出现"雌激素控制期"，两者相互影响、作用加强，成为子宫肌瘤产生的重要原因。

如何自我按摩保健

中医学认为，子宫肌瘤一般由气滞、血瘀、湿热瘀结、痰积所致，因此治疗时应该活血化瘀理气。人体上有很多穴位，通过按摩不仅可以疏通经络、活血化瘀，还能理气止痛，效果堪比中药调理。体内有子宫肌瘤的女性，在肌瘤较大、较多时可在手术治疗的同时，配合服用中药和穴位按摩；若肌瘤较小、症状轻微时，持续的穴位按摩就能收到很好的保健疗效，有助于肌瘤的缩小和消失。

子宫肌瘤的自我按摩穴位有以下几处。

1. **气海穴**。气海穴具有温阳益气、扶正固本、培元补虚的作用。可用食、中二指按揉，每次 3 分钟，以穴位局部感到酸胀为宜。

2. **三阴交穴**。按摩三阴交穴可以调节生殖功能，对消除子宫肌瘤效果也很好。可用双手食指同时按揉双侧三阴交穴，每次 3 分钟，以较重的力度，使穴位局部感到酸胀为宜。

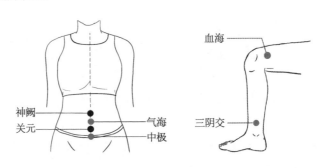

神阙　关元　气海　中极　血海　三阴交

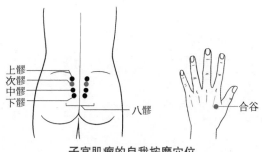

子宫肌瘤的自我按摩穴位

3. **次髎穴**。位于髂后上棘与后正中线之间,平对第 2 骶后孔。可活血化瘀理气。可用双手食、中二指指端按揉双侧次髎穴,每次 3 分钟。

4. **血海穴**。能活血化瘀,治疗子宫肌瘤。可用双手食指同时按揉双侧血海穴,每次 3 分钟,以穴位局部感到酸胀为宜。

5. **中极穴**。位于下腹部,前正中线上,当脐下 4 寸。能理血调经,改善子宫肌瘤引起的各种月经问题。可用食、中二指按揉,每次 3 分钟,以穴位局部感到酸胀为宜。

6. **合谷穴**。位于第二掌骨的中点,靠近拇指的侧缘。通过调气以达理血活血、通经止痛的功效,可用于治疗妇产科各种气血不和的病。用拇指按揉对侧合谷穴,每次 3 分钟,以穴位局部感到酸胀为宜。

Tips

　　穴位按摩防治子宫肌瘤时,可每天早、晚各按摩一次。若子宫肌瘤是由于宫寒引起的,可每天在上述穴位上艾灸,每穴 10 分钟,每天 1 次,以穴位局部发红、发热为宜,如果温热感能够有传导的感觉,效果会更好。

阅读心得

- -

- -

38. 若有"宫寒"，各种妇科病都容易生

马女士今年46岁,年龄也不算大,但是不知为什么,月经已经没有了,想想也没什么影响,她就没采取任何挽救措施。后来和朋友们聊天,马女士发现她们还都有月经,其中一个大姐比她大八岁,月经还很正常,她这才意识到自己绝经得太早了,可是为时已晚,做什么都没用了。慢慢地,她发现皮肤比以前松弛得多,眼袋也非常大,要是晚上睡不好的话,第二天就非常容易有黑眼圈,整个人看上去比实际年龄要老几岁。尤其是几年没见的朋友再次遇到她,实在是不敢相信,46岁怎么能老成那样?她想想,其实绝经那么早很可能和自己的小肚子一直很凉有关系。她以前怀过二胎,但是当时政策不允许,就没有要,后来又要上班工作比较忙,没做好小月子。从那以后,月经就开始有点不太正常,总是拖后,经量挺少的,小肚子也凉凉的,但是每年妇科体检都没啥大问题,因此也没在意。哪想到这竟然是导致她提前绝经的原因。既然都已经绝经了,那现在再做妇科保养还有用吗?

🦋 中医学中的宫寒

女性若肾阳不足,胞宫失于温煦,会出现下腹坠胀、疼痛,肚子温热以后就会舒服一些,还会出现白带增多、痛经、月经失调、脉沉紧、舌苔薄白多液、吃东西没味道等症状。宫寒是中医理论下的病名,和西医的具体病名不一样。但一些妇科急、慢性炎症,如阴道炎、宫颈炎、子宫内膜炎、附件炎等,它们中的一些

证型就属于宫寒，根据宫寒来辨证治疗，往往能收到很好的效果。

胖胖的人多宫寒

体寒的女性非常容易发胖，人也没有力气，还会经常失眠多梦，月经常常推后，经血颜色淡，经量也非常少，还有不排卵等情况；会经常觉得腹凉、腹痛、四肢发凉、腰酸腿软、小便较多、面色暗黄没有光泽。子宫太过"寒冷"，热量不足，为了维护自身的生理机能，脂肪就充当起"护宫使者"，身体就要囤积脂肪，从而引起发胖。宫寒的女性如果要想减肥，首先需要暖宫。

如何自我按摩保健

造成宫寒的原因多种多样，快速减肥、脾肾阳虚、过度疲劳、生活方式不佳、妇科疾病、肾虚、着凉受寒、气候寒冷等都能造成。如果要想防治女性宫寒，可以进行穴位按摩和艾灸，特别是艾灸，以火驱寒、活血通络、温养子宫，轻轻松松就能让子宫回暖。所以宫寒的女性快快拿起自己的手指按摩穴位，并辅以自我艾灸吧！

女性宫寒的自我按摩穴位有以下几处。

1. **阳池穴**。位于腕背横纹中，当指总伸肌腱的尺侧缘凹陷处。对女性宫寒及手脚冰凉都很有好处。用拇指按揉对侧阳池穴，每侧 3～5 分钟，两侧交替，早、晚各一次。

2. **神阙穴**。具有调整阴阳平衡的功能。神阙穴只能艾灸。艾灸时每次 10 分钟，每天一次，以皮肤表面潮红，小腹发热为宜。

3. **气海穴**。气海穴可按可灸。艾灸气海穴对宫寒引起的月经不调、崩漏、不孕都有防治作用。艾灸时每次 10 分钟，每天一次，以皮肤表面潮红，小腹发热为宜。

4. **关元穴**。不仅可以补养气血、温暖胞宫，对提高子宫和卵巢功能都很有作用。可用食、中二指按揉关元穴，每次 3～5 分钟，以穴位局部感到酸胀为宜，早、晚各一次；也可每天艾灸 10 分钟。

5. **肾俞穴**。能补益肾气，提高机体的活力，祛除宫寒。可双手叉腰，双手拇指在后按揉同侧肾俞穴，每次 3～5 分钟，以穴位局部感到酸胀为宜，早、晚各一次；也可每天艾灸 10 分钟，以腰背发热为宜。

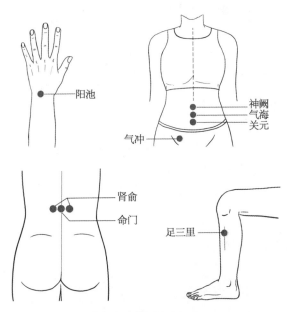

阳池

神阙
气海
关元

气冲

肾俞
命门

足三里

女性宫寒的自我按摩穴位

6. **命门穴**。艾灸命门穴可强肾固本,治疗女性虚寒性月经不调、习惯性流产等。艾灸时每次 10 分钟,每天一次,以皮肤表面潮红,腰背发热为宜。

7. **足三里穴**。对气血不足、子宫和卵巢寒冷非常有好处。可用双手食、中二指指端按揉同侧足三里穴,每次 3~5 分钟,早、晚各一次;也可每天艾灸 10 分钟,以腿部发热为宜。

8. **气冲穴**。可温肾、暖宫、散寒。可用双手食、中二指指端按揉同侧气冲穴,每次 3~5 分钟,早、晚各一次,以腿脚有热气下流的感觉为佳。

阅读心得

捏捏按按 做「优质」大美人

39. 预防宫颈癌，一定要谨慎对待

林小姐婚后 5 年没有怀孕，这个她倒不是非常担心，但是自从查出了人乳头瘤病毒（HPV）感染，她经常担心得晚上睡不着觉。她很早就有重度宫颈糜烂、慢性宫颈炎，外阴经常会痒得不得了，但周围很多同事都有这样的妇科毛病，而且她通过查书、查资料，知道单纯宫颈糜烂并不是大问题，也有可能是生理现象，就没有引起重视。此外，她的双侧输卵管都不通畅。可自从查出来感染 HPV 就不一样了，她本身的慢性宫颈炎，再加上 HPV 连续感染 3 年，她想想就担心得坐立难安。但是经过她每天不间断地自我穴位保健，不仅 HPV 感染转阴了，竟然还怀孕了。

为什么越来越多年轻女性得宫颈癌

与中年女性不同，年轻女性由于 HPV 病毒感染了宫颈的细胞，感染以后却没有引起注意，那么 5～10 年就可以发展成癌。因此，现在很多 30 岁左右的女性得了宫颈癌。宫颈癌发病从以前的绝经前后 2 个高发期，变成了 3 个高发期，年轻女性也成为宫颈癌的好发人群。

感染了 HPV 就一定会得宫颈癌吗

HPV 感染是一个非常常见的生殖道感染，约有 80％的女性在其一生中都感染过这类病毒，但发展成为癌只是一个偶然的事件。大多数女性的免疫系统可以把进入体内的 HPV 清除。只有持续的 HPV 感染才会发展成为宫颈癌。如果感染了 HPV,千万不要害怕,只要提高身体的免疫力,免疫系统就可以把进入体内的 HPV 清除,慢慢地,HPV 感染就会转阴,完全不用担心会发展为宫颈癌！甚至有报道说,宫颈癌患者经过针灸治疗是可以完全康复的。

如何自我按摩保健

因为现代女性工作的强度在不断加大,需要长期一动不动采用坐姿完成工作,这样严重影响盆腔的血液流动,进一步加剧宫颈癌的发病。通过自我按摩一些可以提高身体免疫力的穴位,就可以有效改善盆腔的血流情况,控制 HPV 的感染,甚至达到治疗和保健的作用。

预防宫颈癌的自我按摩穴位选择如下。

关元穴、神阙穴、子宫穴、肾俞穴、命门穴、三阴交穴、血海穴、足三里穴。其中,双侧肾俞穴、命门穴按摩时均采用双手叉腰、拇指按揉的方法,力度由轻到重,其余各穴取穴均非常方便。

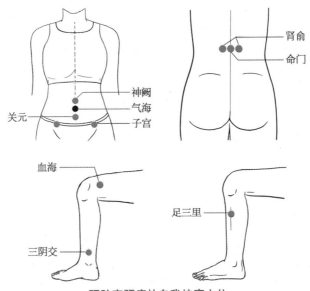

预防宫颈癌的自我按摩穴位

单纯宫颈炎的女性可在腹部、背部、四肢 3 个不同部位的穴位每次任选 2 个进行按摩,原则是先背部再腹部,最后四肢。其中,足三里穴(双)、关元穴、三阴交穴(双)每次均应按摩,且时间不少于 5 分钟,每次总时间应大于 30 分钟,一周不少于 3 次。

　　患上宫颈炎同时感染 HPV 的女性,以上所有穴位都应进行按摩,原则上是先背部再腹部,最后四肢。其中,足三里穴(双)、关元穴、三阴交穴(双)每次均应按摩,且时间不少于 5 分钟,其余穴位每次不少于 2 分钟,每次总时间应大于35 分钟,隔日一次,并配合常规的治疗,必要时可配合上述穴位按摩与艾灸交替的方式进行。

　　宫颈癌的防治以预防为主,当不幸患有宫颈癌时,一定要及时就医。在就医的同时要坚持自我保健按摩,这时穴位的选择以足三里穴(双)、关元穴、三阴交穴(双)为主,每次总时间大于 40 分钟,每天都应进行按摩,并配合常规的治疗。上述穴位均可在按摩的同时配合艾灸。

Tips

　　正常女性也应该做到时不时地自我按摩,不仅可预防宫颈癌发生,还可以护养子宫、卵巢。上述腹部、背部、四肢的穴位交替选择,每个部位选一个穴位进行按摩,每穴 3～5 分钟,每次总时间应大于 20 分钟,每周 1 次。

阅读心得

40. 多囊卵巢综合征，坚持按摩能助孕

任小姐结婚好几年一直没怀孕，而且人也越来越胖。原来她有多囊卵巢综合征，月经不正常，经常会推迟十几二十天才来，每次的月经量也非常少。这几年月经问题越来越严重，逐步发展为不注射黄体酮就没有月经。最近她都好几个月没来月经了，她也不想去看了，因为医生给开的治疗药物就是避孕药，本来不怀孕就够着急了，再吃避孕药还怎么怀啊？朋友建议她去看看中医，但是好的中医哪有那么好找，尤其是在她家那个小县城。像她的问题需要经常去看，不断治疗，才有可能有所改善，但是天天往北京、上海跑也不现实，即便总去市里看病，也非常不方便。她到底该怎么办才好？

何为多囊卵巢综合征

多囊卵巢综合征，简称多囊，是育龄妇女最常见的内分泌紊乱综合征，病因涉及中枢神经系统垂体卵巢轴、肾上腺、胰岛及遗传等方面。其典型的表现为月经异常、不孕、多毛、肥胖等，并随年龄的增长而出现胰岛素抵抗或高胰岛素血症和高脂血症。非典型病例，可无多毛表现，甚至有排卵功能。随着检测技术的发展，人们认识到，多囊卵巢综合征并非一种独特的疾病，而是一种多病因、表现极不均一的临床综合征。

需积极治疗

多囊一旦出现，将终身存在。治疗后，其症状可有所改善，但由于身体内分泌功能的紊乱，可产生很多其他疾病，因此需要积极治疗。持续的、无周期性的、相对偏高的雌激素水平和升高的 E1 与 E1/E2 比值对子宫内膜的刺激，又无孕激素抵抗，可导致子宫内膜癌和乳腺癌；若血脂代谢紊乱，易引起动脉粥样硬化，导致冠心病、高血压等。

为什么会出现肥胖症状

多囊往往会导致体内激素水平的改变，如雄激素增多，出现多毛；雌激素降低，肌肉形成的速度和过程发生了改变；胰岛素抵抗，体内能量结构的吸收和消耗发生了变化，因此就形成了所谓的肥胖。这种肥胖会随着多囊的治疗而得到改善，因此千万不要单纯减肥治疗。

如何自我按摩保健

卵巢，可以说是生命的起始之点，尤其是对于很多青年女性来说，多囊大多意味着不孕。因此，一旦确诊，就要积极治疗。穴位自我按摩是一种非常有效的辅助治疗方法，可以补肾助阳、益精血、养胞宫，不仅可以改善多囊的各种症状，还能预防其他疾病的发生。为了提高穴位按摩的疗效，可在按摩的同时配合艾灸，以下穴位可每天自我按摩或艾灸 45 分钟左右。

1. **气海穴**。气海穴具有温阳益气、扶正固本、培元补虚的作用。可用食、中二指按揉，每次 3 分钟，以穴位局部感到酸胀为宜。

2. **关元穴**。关元穴具有培元固本、补益下焦之功，凡元气亏损均可使用。按揉关元穴以调节内分泌，从而达到治疗多囊的目的。可用食、中二指按揉，每次 3 分钟，以穴位局部感到酸胀为宜。

3. **足三里穴**。可补益全身气血，有助于治疗多囊。可用双手食指同时按揉双侧足三里穴，每次 3 分钟，早、晚各一次，以较重的力度，使穴位局部感到酸胀为宜。

4. **复溜穴**。位于足内踝尖与跟腱后缘之间中点向上约三横指处。复溜穴对女性下焦冷、痛经都有效。可用双手食指同时按揉双侧复溜穴,每次 3 分钟,早、晚各一次,以较重的力度,使穴位局部感到酸胀为宜。

5. **三阴交穴**。按摩三阴交穴可以调节生殖功能,对多囊助孕效果很好。可用双手食指同时按揉双侧三阴交穴,每次 3 分钟,早、晚各一次,以较重的力度,使穴位局部感到酸胀为宜。

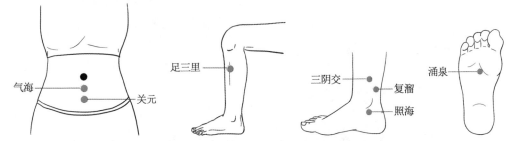

辅助治疗多囊卵巢综合征的自我按摩穴位

6. **照海穴**。位于内踝尖正下方凹陷处。对各种妇科疾病都很有好处。可用双手拇指同时按揉双侧照海穴,每次 3 分钟,早、晚各一次,以较重的力度,使穴位局部感到酸胀为宜。

7. **涌泉穴**。具有补肾益气的作用。可用双手拇指同时按揉双侧涌泉穴,也可脚心互搓,每次 3 分钟,以穴位局部感到酸胀、发热为宜。

Tips

除了自我穴位按摩之外,女性朋友还要注意调理好自己的情绪,注意缓解压力,避免不良的情绪,保证身心的健康,这样对多囊的治疗非常有好处。尤其是不孕的女性,千万不要给自己压力,在一种轻松的环境之中会有利于康复,也有益于助孕。

阅读心得

- -

- -

41. 卵巢早衰，既要预防，又要及时自我保健

刘女士今年 38 岁,年初开始月经逐渐不太好了,每次月经不到 3 天就干净了,量也很少,感觉都用不了几片卫生巾。最近几个月,每次的时间也不正常了,总往后拖。她觉得自己的脸色也很差,看起来好老的样子,抽血检查激素水平,有明显的异常。明明才只有三十几岁,怎么会这样呢？工作压力大这是每个女性都有的问题,她可能操心比较多的就是孩子。她女儿从小身体不好,刚出生就住重症监护室,在成长的过程中三天两头都要往医院跑。刘女士每天上班的时候都很紧张,生怕忽然收到老师电话说孩子又病了要接回去。事业上早就无望了,一心都在孩子身上,好不容易孩子大了点,没那么容易生病了,自己却提早更年期了。她接受针灸治疗的同时,回家也自己艾灸和按摩,不到半年时间,月经就逐渐回归正常,面色红润,人也显得年轻多了。

何为卵巢早衰

卵巢早衰是指卵巢功能衰竭导致的 40 岁之前闭经的现象。特点是闭经、血促性腺激素水平升高和雌激素水平降低,并伴有不同程度的低雌激素症状。如：潮热多汗、面部潮红、性欲低下等。妇女的平均自然绝经年龄为 50～52 岁,绝经年龄存在着种族和地区分布的差异,但其绝对值相差不大。

131

卵巢早衰能治好吗

过去一直认为卵巢早衰是不可逆的,因为始基卵泡缺失可导致永久性不孕。但近几年的研究发现,50%卵巢早衰的女性会出现间歇性排卵,5%～10%的女性在确诊后,可有间断的月经恢复甚至出现自然妊娠。而原发性卵巢功能不全则是真正不可逆的卵巢疾病。女性朋友一旦出现卵巢早衰,应积极治疗,以尽早恢复卵巢功能,否则等卵巢功能完全衰竭了,想治疗也晚了。

对身体的其他影响

卵巢早衰可导致女性出现骨质疏松,其心血管疾病的发生率也比同龄女性高,可使老年性痴呆的出现时间提前等。尤其是卵巢功能衰退后,血雌、孕激素水平降低,骨丢失加快,使女性朋友容易发生骨质疏松甚至骨折。因此,40岁左右的女性应该适当补充钙质。

如何自我按摩保健

卵巢直接影响到女性的生育能力,也关系到女性的容颜。如果不想未老先衰,那就一定要好好保养自己的卵巢。经常进行穴位自我按摩,可以促进卵巢的健康,所以各位女性朋友在35岁以后,即使卵巢功能正常,也应该经常按摩保健。如果月经出现异常,就要警惕是否为卵巢早衰,更加积极地进行按摩,对女性的健康非常有帮助。

预防卵巢早衰的自我按摩穴位有以下几处。

1. **肾俞穴**。肾俞穴是治疗卵巢早衰效果较好的一个穴位,具有补益肝肾、填精益髓的作用。双手叉腰,双手拇指在后按揉肾俞穴。按摩时力度应适中,每次3～5分钟,早、晚各一次。

2. **腰眼穴**。可益肾、壮腰、暖宫。常按摩腰眼穴,能温煦肾阳。方法是将两手对搓发热后,紧按腰眼穴处,然后来回搓热腰眼穴并按揉,每次3～5分钟,以穴位局部发热、酸胀为宜。

3. **气海穴**和**关元穴**。这两个穴位都在下腹部的中线上。按摩这两个穴位,具有补益气血、调经固经的作用。可用食、中二指按揉,每次3～5分钟,以穴位

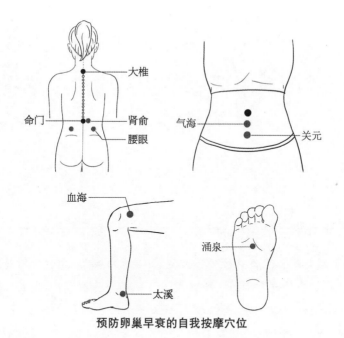

大椎

肾俞
命门
腰眼

气海
关元

血海

涌泉

太溪

预防卵巢早衰的自我按摩穴位

局部感到酸胀为宜。

4. **血海穴**。血海穴是生血、活血要穴，要保养卵巢可以按摩血海穴。可用双手食指同时按揉双侧血海穴，每次 3～5 分钟，早、晚各一次，以较重的力度，使穴位局部感到酸胀为宜。

5. **涌泉穴**。可补益肾气，提高生殖功能。可用双手拇指同时按揉双侧涌泉穴，也可将脚心互搓，每次 3 分钟，以穴位局部感到酸胀、发热为宜。

6. **太溪穴**。太溪穴是补肾益精血非常重要的穴位，可用双手食指同时按揉双侧太溪穴，每次 3～5 分钟，早、晚各一次，以较重的力度，使穴位局部感到酸胀为宜。

此外，上述穴位在自我按摩的同时可加用艾灸，其温暖胞宫的作用更显著，艾灸时每穴 5～10 分钟，以局部发红、发热为宜，每日一次。

阅读心得

- -

- -

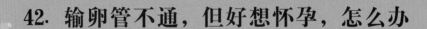

42. 输卵管不通，但好想怀孕，怎么办

路小姐月经一直不太好，结婚几年一直没有孩子，后来被催得实在没办法了，她就去医院看妇科。医生看她各项指标基本正常，就是年龄稍微有点大了，就让她去做输卵管造影，结果显示两侧输卵管都不好，一侧不通，一侧通而欠畅。于是她就在医生的建议下做了输卵管疏通，后来过了不长时间就怀孕生了一个女儿。生好孩子后，她的月经问题就更严重了，月经量越来越少，后来发展成不打黄体酮就不来月经。二胎一开放，家人催她再生一个，可是她连月经都没有还怎么生啊？因为上次输卵管检查加疏通下来，非常痛苦，所以她真的不想再经历一次。她听说针灸能改善月经，还能助孕，就去治疗。她其实没抱多大希望，但她还算非常坚持。治疗的第一个月，在没打黄体酮的情况下，她有了月经，非常高兴。她接着治疗，但在第二个月该来月经的时候月经没来，她有点失落，但还是接着来治疗，又过了几天还没来，她就彻底失望了，也不来了。直到后来有一天，她发现自己没来月经的原因是怀孕了，她完全没想到这么快就能怀孕。不久后，她又生了一个儿子，凑成了一个"好"字。

输卵管阻塞的原因

很多女性的输卵管堵塞都是由于炎症导致的，如盆腔炎扩散到输卵管时，就会导致输卵管堵塞的情况。其基本原因绝大多数为感染，有一般的细菌感染，也有特殊的病原体感染。按部位可分为近端梗阻、中段梗阻和远端梗阻；按阻塞程度可分为输卵管不全梗阻和输卵管完全梗阻。除此之外,其他的原因也可导致输卵管堵塞,如先天性输卵管堵塞;人为因素也可导致,如月经时的子宫内膜碎片、血凝块等。

常见的症状

一般来说,输卵管不通没有典型症状,最常见的就是不孕,也是大家来治疗的主要目的。输卵管有运送精子、摄取卵子及把受精卵运送到子宫的重要作用,若输卵管阻塞,则会阻碍精子与受精卵的通行,常可导致不孕或宫外孕。如果是盆腔炎症造成的输卵管梗阻,还可以伴有下腹疼痛、腰痛、分泌物增多、性交痛等症状。很多女性为了尽快怀孕,往往采取输卵管通液术来疏通输卵管,但该方法疗效也较差,假阳性率也高。如果不治疗原发病,即使暂时通畅了,有可能很快又会阻塞。而且输卵管通液术也会对女性的月经产生影响,疏通后短期内不一定能顺利怀孕。

如何自我按摩保健

很多女性都有输卵管不通的问题,但如果能正常怀孕,就不会引起重视。有时候,输卵管不通会对女性的身体造成非常严重的后果,可以通过按摩穴位,促进输卵管局部的气血运行,改善其不通畅的情况,同时还有益于卵巢和子宫的功能,对女性是非常好的。如果是不孕的女性,为了尽早怀孕,更是需要通过穴位按摩来疏通输卵管,以尽早怀孕。若在按摩的同时,加上艾灸,其疏通输卵管的效果会更好。艾灸时,每次 5～10 分钟,以皮肤潮红,腹部、腰部发热为宜。

输卵管不通的自我按摩穴位有以下几处。

1. **关元穴**。位于腹部,可以改善输卵管局部的血液循环,促进其恢复通畅。可用食、中二指按揉关元穴,每次 3～5 分钟,以穴位局部感到酸胀为宜,早、晚各一次。

2. **肾俞穴**。可以补益肾气,对输卵管不通引起的不孕有很好的疗效。两手叉腰,将拇指按在同侧肾俞穴,其余四指附在腰部,适当用力揉按 3 分钟,以穴位局部感到酸胀为宜,早、晚各一次。

3. **子宫穴**。位于下腹部,脐下 4 寸,旁开 3 寸处。位于输卵管附近,对疏通输卵管非常有作用。可用双手食、中二指按揉同侧子宫穴,每次 3～5 分钟,以穴位局部感到酸胀为宜,早、晚各一次。

4. **足三里穴**。能补益气血,改善输卵管功能。可用双手食、中二指按揉同侧足三里穴,每次 3~5 分钟,以穴位局部感到酸胀为宜,早、晚各一次。

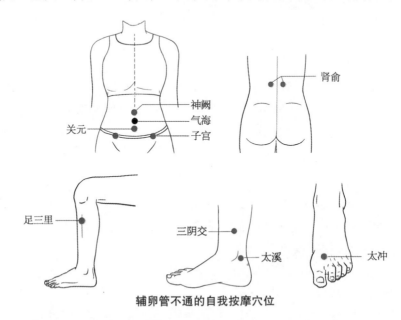

辅卵管不通的自我按摩穴位

5. **三阴交穴**。可调理肝、脾、肾三阴经的气血,提高女性的生殖功能。用双手拇指同时按揉双侧三阴交穴,每次 3 分钟,以穴位局部感到酸胀为宜,早、晚各一次。

6. **神阙穴**。位于肚脐眼处。可改善腹部气血运行,对输卵管不通很有好处。只能艾灸或者用掌根按摩,每次 5~10 分钟,以整个小腹发热为宜,早、晚各一次。

7. **太溪穴**。可以补肾、促进生殖功能,改善输卵管功能。用双手拇指指端按揉同侧太溪穴,每次 3~5 分钟,早、晚各一次。

8. **太冲穴**。可疏肝气、理肝血,促进输卵管功能,改善不通畅的情况。用双手拇指指端按揉同侧太冲穴,每次 3~5 分钟,早、晚各一次。

阅读心得

43. 宫外孕后如何保健

小刘去年做了一次大手术,结婚两年多一直没有怀孕,她婆婆虽然没有明面上催她,但平时吃饭聊天时,也会时不时说几句:别人谁谁家都有孙子了,就她还没抱上孙子。小刘也就开始积极地备孕,她实在不想天天被唠叨。后来她还真是怀上了,当试纸显示两条线的时候,她长舒了一口气,总算是有个交代了。正好那段时间工作比较忙,她也没来得及去医院检查,想等空闲一点直接去建小卡。结果有天上班的时候,她忽然觉得肚子很痛,还不停地冒冷汗,因为她知道自己已经怀孕了,所以肯定是大事,就立马打车去医院。结果一检查,发现不是正常怀孕,而是宫外孕,立刻动手术拿掉了一侧输卵管,好歹保住了性命。但最让小刘担忧的是,毕竟她以后还要生孩子的,万一下次怀孕还是宫外孕,那可怎么办?

宫外孕的原因

受精卵在子宫腔外着床发育的异常妊娠过程就是宫外孕,其中以输卵管妊娠最常见。常由于输卵管管腔或周围的炎症,阻碍受精卵的正常运行,使之在输卵管内停留、着床、发育。在流产或破裂前往往无明显症状,也可有停经、腹痛、少量阴道出血。当输卵管妊娠流产或破裂急性发作时,可引起腹腔内严重出血,危及生命。慢性输卵管炎、受精卵外游、盆腔肿瘤、输卵管发育不良均能导致输卵管妊娠;输卵管手术后、盆腔子宫内膜异位症也可导致宫外孕。

137

预防很重要

宫外孕一旦发生,会对女性的身体产生巨大的伤害,当有盆腔炎性疾病时,一定要积极防治,以降低慢性输卵管炎的发生率;有输卵管手术史的女性,当有妊娠意愿时,要密切监护,在医生的指导下试孕;采取宫内节育器避孕的女性,应定期检查;有生殖器官肿瘤的女性,应明确肿瘤的部位和性质,合理治疗肿瘤,以争取最好的生殖预后;疑诊宫外孕的女性,应入院观察,尽量卧床休息,防止意外发生;宫外孕大出血的女性,要积极准备手术,以早日康复。

如何自我按摩保健

宫外孕往往和女性的子宫、卵巢、输卵管功能低下有关,输卵管有炎症或阻塞、卵子质量不高都会导致宫外孕。经常进行穴位自我按摩,可以促进子宫、卵巢、输卵管部位的气血运行,提高这些女性生殖器官的功能,既可以助孕,又能防止宫外孕的发生,尤其是以往有输卵管手术史、输卵管堵塞或者有宫外孕史的女性,更应该坚持自我的穴位按摩,以帮助她们在子宫腔内顺利孕育一个健康的宝宝。若没有继续生育的需要,则应在穴位按摩保养生殖器官的同时,积极避孕。

宫外孕后的自我按摩穴位有以下几处。

1. **肾俞穴**。能补益肾气,提高生殖功能,改善卵巢功能,提高卵子的质量,帮助怀孕。可双手叉腰,双手拇指在后按揉同侧肾俞穴,每次 3～5 分钟,以穴位局部感到酸胀为宜,早、晚各一次。

2. **关元穴**。可调节气血功能,改善胞宫的生殖功能,对女性很有好处。用右手食、中二指按揉关元穴,每次 3 分钟,以穴位局部感到酸胀为宜,每日早、晚各一次。

3. **足三里穴**。可补益宫外孕后造成的全身的气血不足,对怀孕是非常有帮助的。可用双手食、中二指指端按揉同侧足三里穴,每次 3～5 分钟,早、晚各一次。

4. 腹部穴位。**神阙穴**、**气海穴**、**天枢穴**(位于脐中旁开 2 寸)、**四满穴**(位于脐中下 2 寸,前正中线旁开 0.5 寸)、**归来穴**(位于脐中下 4 寸,距前正中线 2 寸)、**子宫穴**、**气冲穴**(位于脐中下 5 寸,距前正中线 2 寸)。腹部的穴位都位于

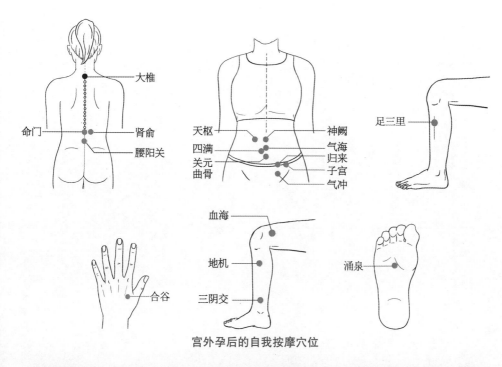

大椎

命门 — 肾俞
腰阳关

天枢 — 神阙
四满 — 气海
关元 — 归来
曲骨 — 子宫
气冲

足三里

血海
地机
三阴交

合谷

涌泉

宫外孕后的自我按摩穴位

生殖器官附近,所以通过对以上穴位的自我按摩,可以促进局部气血循环,以改善和恢复子宫、卵巢、输卵管的功能,除了可以积极促进怀孕以外,对女性整个机体的功能都是有利的。可用掌根按揉神阙穴;右手食、中二指按揉气海穴,双手食、中二指按揉其余各穴,每次 3～5 分钟,以穴位局部感到酸胀为宜,每日早、晚各一次。

5. 四肢穴位。**合谷穴、三阴交穴、血海穴、地机穴**。这些四肢的穴位都可以活血化瘀,改善宫外孕或宫外孕手术对身体造成的气滞和各种血瘀。用拇指指腹按揉对侧合谷穴;双手拇指指腹按揉其余各穴,每次 3～5 分钟,以穴位局部感到酸胀为宜,每日早、晚各一次。

若宫外孕后手脚冰凉,小腹、腰也很凉,可加用**命门穴、腰阳关**和**涌泉穴**。还可加以艾灸,每穴每次 5～10 分钟,以局部皮肤潮红、发热,小腹、腰部变暖为宜。

阅读心得

- -

- -

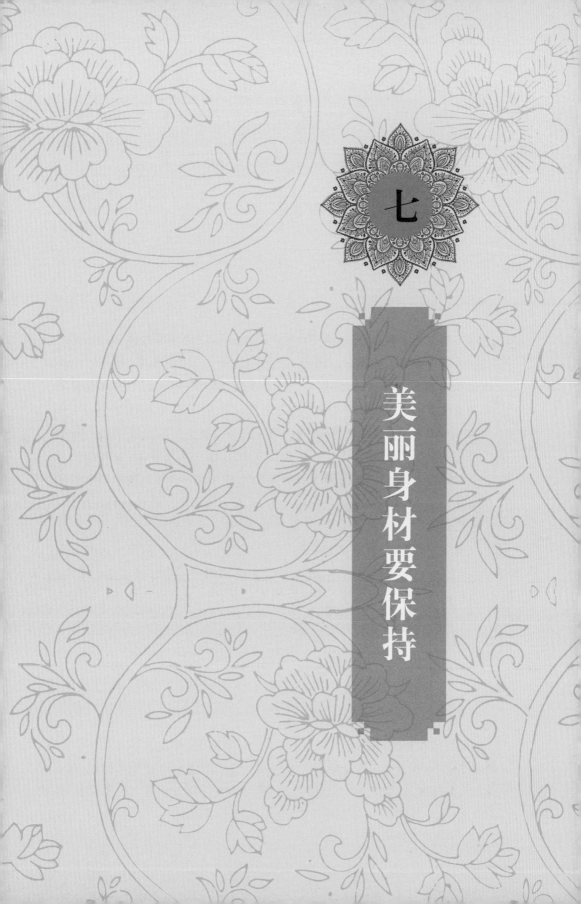

七

美丽身材要保持

44. 如何瘦成"一道闪电"

　　徐小姐从小就是一个胖子,吃什么都发胖,就连喝凉水都胖。她曾经每天坚持运动减肥,还吃了不少减肥药,结果还是无济于事,最多就是瘦十几斤,但稍微一停止运动,体重马上又反弹回去,时间长了她自己就完全自暴自弃了。她去针灸减肥完全是因为受到刺激,眼见就 30 岁了,每次去相亲男方都嫌弃她胖,她不得已一再降低择偶标准。有次别人给她介绍一个有点秃顶、大专毕业的男人,她精心打扮,对方穿着拖鞋就来了,看到她直接就说:"你要是能瘦 20～30 斤,我才考虑和你谈谈看!"她可是名牌大学毕业的研究生,身高也很高,这也太气人了! 经询问和看诊,医生发现她舌头胖大、有齿痕;大便不成形,常常粘在马桶上;食欲差,吃一点就觉得很胀,一天到晚觉得没力气。在针灸治疗的同时,她积极配合运动,自己穴位按摩加艾灸。虽然每天很累,但没有刻意控制也不觉得饿。仅仅两个月时间,一下瘦了 30 多斤,变成大美女,很快就找到了一个很不错的男朋友。

🌸 传说中的虚胖

　　脾胃功能不好,脾的运化功能差,不能祛痰化湿,导致湿气大量存于体内,体重才会不断上升,这就是虚胖。虚胖的女性要想瘦身就要健脾行气,提高身体的化湿功能,达到降低体重的目的。爱美的女性还应该适当控制食量,做做有氧运动,吃好早餐、午餐,晚餐少吃点,如果不饿就不吃。饭后一小时慢跑或散步,只要坚持一段时间,就会有一定的效果。

遗传和饮食

肥胖一方面是和父母双方的遗传基因有关,来自肥胖家庭的孩子长大后比同龄人的肥胖率要高出 18％～42％;另一方面是营养性肥胖,是不断地喂食所造成的。就像有句话说:"马不吃夜草不肥,人不吃夜食不胖。"说的就是饮食结构和习惯的问题。肥胖者的家庭饮食往往以大鱼大肉为主,多油、多糖、多脂肪,长期这样吃,想不胖都难!其实每餐多吃蔬菜,每顿吃八分饱才健康。作为一个长辈,爱孩子就培养孩子健康的饮食习惯。

有些胖其实是肿

办公室工作的女性因为久坐不动还会带来浮肿的问题,如果肌肉量不足的话,基础代谢率也会降低。肌肉量多的人基础代谢就高,肌肉量少的人基础代谢就低,代谢率一低就更容易变胖。这种浮肿造成的胖光靠节食是没办法消除的,因此在每天工作间隙或者工作之余应该适当运动,这样自然就瘦了。

如何自我按摩保健

肥胖是每个女性一生都要斗争的对手,而穴位按摩则是很好的"武器"。自我穴位按摩不仅能减少脂肪聚集,加速脂肪分解,还能促进肠胃运化功能,进而达到减肥、控制体重的目的。穴位按摩还能调节阴阳,有效疏通经络,从而提高身体机能,并改善易胖的体质特质,从而阻断体重上升的根源。

肥胖的自我按摩穴位有以下几处。

1. 耳部穴位。**饥点**(位于耳朵的前方)、**胃**(位于耳朵中央,耳轮脚消失处)、**内分泌**(位于耳甲腔底部,屏间切迹内)。按摩耳穴能够有效抑制食欲,促进身体新陈代谢,从而提高瘦身的效果。饥点可以控制饥饿感;内分泌可延长饱腹感;胃能减少腹部脂肪堆积。可用双手食指同时按揉双侧耳部各穴,每次 3～5分钟,早、晚各一次,以穴位局部感到酸胀为宜。

2. 腹部穴位。**气海穴、关元穴**。气海穴和关元穴可调理全身气血,促进胃肠运动,有利于减肥。可用食、中二指同时按揉,每次 3～5 分钟,早、晚各一次,

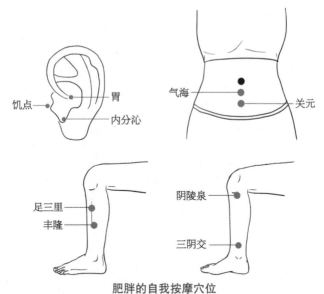

饥点　　胃　　内分沁

气海　　关元

足三里　　丰隆

阴陵泉　　三阴交

肥胖的自我按摩穴位

以穴位局部感到酸胀为宜。

　　3. 腿部穴位。**足三里穴**、**丰隆穴**（位于小腿前外侧，外踝尖上八寸，距胫骨前缘二横指）、**三阴交穴**、**阴陵泉穴**（位于小腿内侧，胫骨内侧下缘与胫骨内侧缘之间的凹陷中）。以上各穴均能调和脾胃，促进脾胃的消化吸收功能。丰隆穴是健脾祛痰、减肥的主要穴位；阴陵泉穴能温中运脾、利尿消肿，都对减肥很有好处。可用双手食指同时按揉双侧腿部各穴，每次 3～5 分钟，早、晚各一次，以穴位局部感到酸胀为宜。

　　此外，可在气海穴、关元穴、足三里穴等穴位艾灸以增强减肥的效果。很多女性的腹部都是冰冰凉的，胞宫寒冷就需要温暖，艾灸以后减肥效果会更好。如果以前曾经做过针灸减肥，但效果不明显的女性朋友，不妨可以试试。每穴10～15 分钟，每日或隔日一次，以皮肤发红、发热为宜，可用艾条悬灸，也可用灸盒或者随身灸艾灸。

阅读心得 ✐

- -

- -

45. 拒绝双下巴和颈纹

　　吴女士稍微有点胖,其实也没什么,但她就是显得比别人老,为什么呢? 因为她双下巴很明显,脸上也有些细纹。她没怎么重视皮肤的保养工作,也从不去美容院,就每天简单涂点护肤品。因为每天骑车上下班,所以风吹日晒的,皮肤就很干燥,也有皱纹了。35 岁以后人开始有点发胖,身上倒还好,因为皮肤松弛,所以下巴是双层的,有时候还是三层的。别人经常问她,是不是快退休了? 同一个办公室的王大姐,今年就要退休了,皮肤看起来比她好多了,甚至有人还以为王大姐比她年轻。王大姐经常找针灸医生调理身体,这次顺便把她带来一起感受一下。针灸之后她觉得人确实是舒服了,所以后来她继续针灸治疗,同时也改变了自己的观点,愿意为自己花时间了。现在,她整个人看起来焕然一新,也年轻漂亮了。

上班族的双下巴

　　上班的女性常常运动不足,其中最缺乏运动的就是下巴,同时下巴也非常容易贮存脂肪,严重者还会出现三重下巴。

吃货的双下巴

　　如果常常吃零食,很容易形成双下巴。冬天,很多女孩子喜欢吃火锅,夜宵的量和频率也加大了,虽然身体被厚厚的冬装包裹,"发福"不容易被看出来,但露在外面的双下巴却让爱美的女士有些尴尬。在用餐时,要尽量大幅度地咀嚼,使下巴有足够的运动量。下巴之所以会松弛,是因为老化的缘故,最主要的原因是水分减少。细胞附近的胶体会吸收水分,使肌肤美丽、娇嫩。胶体的亲水性越强,则越使下巴年轻不老化;相反的,如果胶体亲水性弱,则皮肤就很容易粗糙,很快就会出现双下巴。

颈纹非常显老

出现皱纹是人体功能开始衰退的标志。一般来说,若不注意美容保养,女性在 28 岁以后开始皱纹增多,年龄越大,皱纹越多,也就需要进行消除皱纹的保养了。如果工作压力大或心理负担过重,皱纹也会提前出现。皱纹直接影响面部的容貌,而颈部的皱纹可直接暴露女性的年龄。在减双下巴的同时千万不要忽视颈部的保养。

如何自我按摩保健

想要拥有一个漂亮的下巴,可采用运动、穴位按摩的方法,还可在洗脸时用冷水拍下巴,大声提音练唱运动下巴,都可以有助于下巴的肌肉收缩,不但能预防双下巴,也能使脸部皮肤紧缩。其中,穴位按摩能让平时很难运动到的下颌脂肪得到充分刺激,以达到收敛提升的作用,还能消除颈部的皱纹,让你保有青春容颜。

减轻双下巴和颈纹的自我按摩穴位有以下几处。

1. **人迎穴**。位于颈部,喉结旁,当胸锁乳突肌的前缘,颈总动脉搏动处。能促进脸部血液循环和使皮肤紧致。可用右手拇、食二指同时按揉双侧人迎穴,每次 3 分钟,以穴位局部感到酸胀为宜。

2. **大迎穴**。位于下颌角前方,咬肌附着部前缘,当面动脉搏动处。可用双手食指同时按揉双侧大迎穴,每次 3 分钟,以穴位局部感到酸胀为宜。

3. **阿是穴**。即肥胖比较明显或者颈纹比较多的地方,按摩对消除局部脂肪和皱纹效果很好。

4. **合谷穴**。可加速排毒,促进面部血液循环,让皮肤恢复弹力和水分,红润、自然健康有光泽。可用拇指按揉对侧合谷穴,每次 3~5 分钟,早、晚各一次,

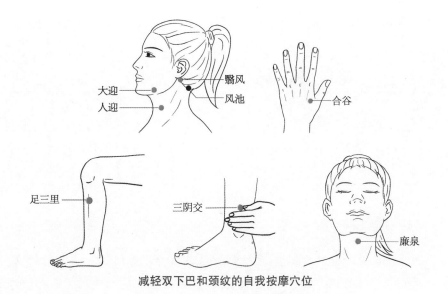

大迎

人迎

翳风

风池

合谷

足三里

三阴交

廉泉

减轻双下巴和颈纹的自我按摩穴位

以穴位局部感到酸胀为宜。

　　5. **足三里穴**。按摩可促进全身气血运行。用双手食指同时按揉双侧足三里穴，每次 3 分钟，以穴位局部感到酸胀为宜。

　　6. **三阴交穴**。可调理肝、脾、肾三阴经的气血，使面色红润。用双手食指同时按揉双侧三阴交穴，每次 3 分钟，以穴位局部感到酸胀为宜。

　　此外，应该经常抬头，用手抚摸下巴及全脸皮肤，促进下巴和脸部皮肤的血液循环，对保养颈部皮肤非常重要。可用拇指指腹，从下巴处的**廉泉穴**(位于甲状软骨和舌骨之间)沿下颚骨往耳朵处按摩，直到耳垂后方的**翳风穴**。可紧实下巴肌肉及疏通气血，促进新陈代谢。每次按揉 3～5 分钟，早、晚各一次。

阅读心得

- -

- -

- -

46. 甩不掉的"婴儿肥"

　　白白是二十多岁的姑娘,大学毕业后工作一段时间了。从小到大她都看起来胖胖的,有人说她是头大,有人说她是脸大。她其实特别委屈,她浑身上下没有一点肉,完全的皮包骨,明明只有80多斤,别人却经常问她是不是120斤?这个差距也太大了吧!为此她还特意剪了头发,希望能显得脸小一点。她决定去针灸治疗,一方面是因为爱美,另一方面是因为脸大、脸胖还容易显老。医生发现她这是肿,于是问她是一天到晚都肿,还是哪个时间肿得更厉害?她说她到没有注意,但好像早上起来脸会更显大一些。医生发现她的舌质比较淡白,脉也比较细弱无力,尤其是两个手的颜色特别黄,一看就是脾虚,气血比较弱。医生让她在脸部按摩的同时,也按摩一些补气血的穴位。结果很快她脸就不那么胖了,身体上也长了些肉,更健康了!

多种原因都能引起脸部肥胖

　　脸部浮肿但四肢不胖,整个脸虽然圆圆的,但用指头压下时不会有压痕,这是一种内分泌障碍,称为库欣综合征。长期服用类固醇药物、肾上腺皮醇过量等都可导致。此外,许多有过敏体质的人,会因为吃到过敏原而呈现脸上浮肿的状态。因此,过敏性体质的女性,要少吃芒果、奇异果、木瓜、橘子、水梨、草莓等可能导致过敏发作的水果或食物。

脸部肥胖的分类

①脂肪堆积型。这种脸部肥胖的主要特征为：脂肪堆积在两颊或整个面庞，形成满月脸、国字脸、苹果脸等。②浮肿型。由于面部经络、微循环和淋巴液等运行不畅，面部脂肪松弛、柔软，类似浮肿等。③脸部骨骼宽大型。由于遗传等先天性原因导致脸部骨骼轮廓宽大，形成大脸庞。④肌肉发达型。咬肌发达形成的脸部肥胖，通常是两腮鼓鼓的。除了脸部骨骼宽大型外，其余三种都可以通过穴位按摩来瘦脸。

 失眠、压力大时更容易肿

由于压力大导致晚上睡不好，或本身就常常失眠的女性，身体基础代谢率降低，脸上容易出现水肿而变得胖胖的。此外，许多人面临紧张和压力时，会不自觉地咬紧牙关，甚至在睡眠时也用力磨牙，长期下来容易造成咀嚼肌和咬肌逐渐紧绷，越来越凸起，脸也容易胖起来。因此，女性朋友要想瘦脸，首先就要睡好，在睡饱的同时，还应该有一个乐观的心态，积极应对各种压力和挑战，越自信才会越美丽。

如何自我按摩保健

中医经络学认为，脸部肥胖除了与内分泌紊乱有关外，还与脸部经络不通畅有直接关系。通过自我穴位按摩刺激经络、穴位，一方面调理内分泌功能，提高整体脂肪代谢能力，清除导致脸部脂肪堆积的根源；另一方面，加快脸部脂肪代谢和"废物排泄"，消除现有多余脂肪。此外，还能促进循环，消除脸部水肿，有效达到按摩瘦脸的目的。

脸部肥胖的自我按摩穴位有以下几处。

1. **攒竹穴**。位于眉头内端，上眼眶凹陷处。可加速眼部脂肪代谢。用双手食指同时按揉双侧攒竹穴，每次 3 分钟，以穴位局部感到酸胀为宜。

2. **迎香穴**。位于鼻翼外缘中点的法令纹处。可加速鼻部周围脂肪代谢。用双手食指同时按揉双侧迎香穴，每次 3 分钟，以穴位局部感到酸胀为宜。

3. **巨髎穴**。位于眼球中央下方，颧骨下缘处。可加速面部周围脂肪代谢。

用双手食指同时按揉双侧巨髎穴，每次 3 分钟，以穴位局部感到酸胀为宜。

4. **颧髎穴**。位于眼尾下方，颧骨下缘凹陷处。可加速面部两侧周围脂肪代谢。用双手食指同时按揉双侧颧髎穴，每次 3 分钟，以穴位局部感到酸胀为宜。

5. **承泣穴**。位于眼睛正下方，眼眶骨下缘凹陷处、眼轮匝肌上。加速眼睛周围血液循环，消除眼袋及泡泡眼，使脸看起来更瘦。用双手食指同时按揉双侧承泣穴，每次 3 分钟，以穴位局部感到酸胀为宜。

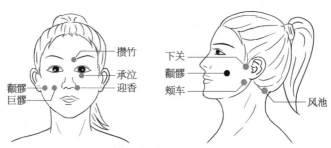

脸部肥胖的自我按摩穴位

6. **颊车穴**。位于面颊部，下颌角前上方，耳下大约一横指处，咀嚼时肌肉隆起时出现的凹陷处。可拉提脸部曲线，预防老化和下垂，保持脸部肌肉和皮肤的弹性。用双手食指同时按揉双侧颊车穴，每次 3 分钟，以穴位局部感到酸胀为宜。

7. **下关穴**。位于面部，在颧骨下缘中央与下颌切迹之间的凹陷中。按摩时从颊车穴向上按摩至下关穴，以增强提脸部曲线、预防老化和下垂的作用。用双手食指同时从双侧颊车穴向下关穴按揉，每次 3 分钟，以穴位局部感到酸胀为宜。

8. **风池穴**。可改善因失眠、紧张或压力造成脸部肌肉紧绷且凸起，过敏和反复感冒导致的脸部水肿。用双手食指同时按揉双侧风池穴，每次 3 分钟，以穴位局部感到酸胀为宜。

阅读心得

47. 不想做"女汉子"，如何摆脱粗壮的手臂

小马是个小个子女生，但她总给别人一种"女汉子"的感觉，怪只怪她上身比较不显瘦，尤其是胳膊特别粗，就是那种经常锻炼的男士苦苦追求的健硕的胳膊。但对于女生来说，就显得太五大三粗了。她作为家里唯一的女儿，从小父母也没舍得让她干活，她很纳闷这一胳膊的肌肉到底是哪里来的。女孩子只有在自己瘦的时候才会更自信，有些女孩长得很讨巧，但体重可能并不轻，只不过胳膊很细，因此看起来很瘦；而一个女生如果手臂粗的话，在视觉上就会觉得她胖。想让自己看起来瘦，先瘦胳膊是聪明的做法。通过自己穴位按摩一段时间后，小马的大胖胳膊终于不见了，她做回了一个小鸟依人的女生，也找到自己全新的人生。

手臂粗壮的原因

对于女性来说，手臂粗壮主要有两种情况，一种是肌肉型手臂，一种是肥胖型手臂，而大多女性手臂粗壮是由于手臂肥胖松弛。手臂肥胖松弛多是由于脂肪过多又缺乏运动造成的，也有的是由于上肢代谢循环状况不佳造成的虚胖性水肿。快速减肥者也会由于肌肉消失过快，而出现皮肤松弛现象。要想改善这一状况，适度的上臂锻炼是必要的。经常按摩也可起到良好的作用。

想美丽就先瘦手臂

有很多女孩不喜欢穿无袖的衣服，究其原因就是因为胳膊粗壮。由于没有

一双纤细的上臂，穿衣服的时候就需要遮挡住最胖的上臂；缩口袖子和泡泡袖的衣服不能穿，漂亮的无袖礼服、露肩裙子统统都是梦想。但很多时候，即使遮住了还是能看出来胖，很多明明成功瘦身的女性，别人不觉得她瘦了，就是因为上胳膊还仍然胖着。还有一种是上臂的虚胖，上臂有点肉，但皮肤太松弛了，也很影响美观。松弛很严重时，风吹来像旗帜一样晃荡，就是所谓的"蝴蝶袖"了。所以要想美丽就要先瘦手臂，而瘦手臂一是治粗，二是治松。

如何自我按摩保健

完美的女人应该从头到脚都是瘦瘦的，极具线条感。腰部和腿部固然是重点，但手臂的线条也不能忽视。通过对手臂的穴位按摩，疏通手臂的经络及气血运行，加强静脉循环、淋巴回流使肌肉收缩，消除粗胖手臂上的脂肪和水肿，帮你打败手臂上的顽固赘肉，让你拥有一双漂亮的上臂，更有女人味。

手臂粗壮的自我按摩穴位有以下几处。

1. **阿是穴**。手臂自然下垂最高处的压痛点。按摩可畅通气血，分解脂肪，能起到收紧和纤细手臂的作用。可用拇指或食指按揉对侧阿是穴，每次 3～5 分钟，早、晚各一次，以穴位局部感到酸胀为宜。

2. **曲池穴**。可疏通经络，帮助瘦手臂。可用拇指或食指按揉对侧曲池穴，每次 3～5 分钟，早、晚各一次，以穴位局部感到酸胀为宜。

3. **手三里穴**。位于肘横纹下 2 寸处。能改善上臂周围血液循环，以瘦手臂。可用拇指或食指按揉对侧手三里穴，每次 3～5 分钟，早、晚各一次，以穴位局部感到酸胀为宜。

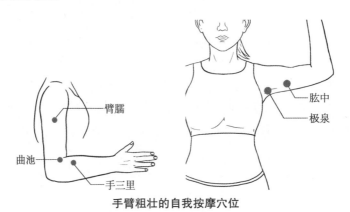

手臂粗壮的自我按摩穴位

4. **极泉穴**。位于腋窝顶点,腋动脉搏动处。能改善上臂血液循环,消除水肿,而瘦手臂。可用拇指揉拨对侧极泉穴,每次 3 分钟,早、晚各一次,以穴位局部感到酸胀为宜。

5. **臂臑穴**。位于臂外侧,三角肌止点处,曲池穴上七寸。可以促进血液循环,增加臂部肌肉的弹性,使上臂变得紧致。可用拇指或食指按揉对侧臂臑穴,每次 3～5 分钟,早、晚各一次,以穴位局部感到酸胀为宜。

6. **肱中穴**。位于上臂屈侧正中线,腋前皱襞下 4.5 寸处。在粗壮局部按摩后,瘦上臂的作用很明显。可用拇指或食指按揉对侧肱中穴,每次 3～5 分钟,早、晚各一次,以穴位局部感到酸胀为宜。也可用右手食指和中指按压左手臂臑穴,以右手大拇指强力压住左手肱中穴。两侧交替进行,每次 3～5 分钟,早、晚各一次,以穴位局部感到酸胀为宜。

阅读心得

48. 平胸就罢了，怎么还有副乳

刘小姐是平胸，所以她一直对自己的身材不满意，即使她非常瘦，她还是宁愿自己胖一点，因为说不定胖了以后胸也会跟着大一点。于是她就开始增肥，结果胸围倒没有增大，只是两侧腋下忽然出现了一个小疙瘩，去体检的时候医生告诉她这是副乳。于是，她现在既没胸，还有副乳，穿衣服很难看，还不如以前，以前好歹看上去也比较骨感啊。体检医生摸过，说里面没有肿块，不要紧，可以不用管它。后来刘小姐怀孕之后，小疙瘩长大了点，还变黑了，有时候还有点疼，她不知道要不要紧。哺乳期她奶水不多，没怎么喂奶，但感觉生完孩子胸不仅下垂，还更小了。她听说针灸可以丰胸，希望可以丰满一点，要是能够顺便让副乳小点就更好了。经过一段时间的治疗，确实有效，她连连感慨为什么不早点针灸啊！

什么是副乳

副乳是胚胎期退化不全的残留物，据统计，有副乳的妇女占成年女性的 $2\% \sim 4\%$。副乳常位于腋窝前下方，多为双侧发生，如同一团脂肪，比正常乳房小。有的副乳，乳头、乳晕、腺体均存在，在哺乳期还可分泌乳汁；有的只有腺体，而无乳头，局部形成包块；还有的仅仅是发育不良的小乳头而没有腺体。极个别的女性还会在腹部、外阴部等处有副乳存在。

副乳形成的原因

由于饮食、情志不畅、环境污染等原因，导致每日乳房的新陈代谢产物无法得到正常排泄，"毒素"长期堆积，就形成了肿块，似赘肉状，小如蚕豆，大的似乒乓球，即"副乳"。此外，长期人为地对胸部压迫，譬如内衣穿戴不当等，也会助长副乳成形。从中医学角度来说，但凡经络不通、气血不通，人体中的某个部位就会出现疾患。因此，在副乳的治疗中应疏通经络气血，才能彻底消除，不再反复发作。

副乳手术切除为什么治标不治本

副乳手术切除是曾经最流行的副乳解决方法，但在副乳手术切除简单快速的同时，产生的不良反应也不容小觑。因为副乳形成的真正原因是腋下淋巴结堵塞，代谢物淤积形成肿块，手术切除不但不可能彻底去除副乳，还会切断腋下淋巴排毒管，造成短期内副乳再次形成。同时副乳切除还会留下丑陋伤疤、复原周期长。

如何自我按摩保健

无论胸部一直不够丰满，还是由于年龄增长或疏于保养，胸部肌肤开始萎缩、松弛、缺乏弹性，都可以通过按摩来刺激穴位，有效促进胸部的气血流通。除了能保持漂亮的胸部曲线外，即使是小胸美女，也会有更加丰满或是紧实的改变。穴位按摩还可以疏通乳房代谢产物排泄的必经之路——腋下淋巴群，有利于乳房排毒，保持乳房健康，从而彻底消除副乳。当然，有效地减压，保持心情舒畅，对各种乳房疾病都很有好处。爱笑的女生一定是最美丽的。

平胸加副乳的自我按摩穴位为以下几个。

1. **阿是穴**。即副乳局部最凸起处或最痛处。可疏通乳房经脉，供给乳房所需的营养，同时促进气血及淋巴液的循环，既能丰胸，又能消除副乳。用食、中二指按揉对侧阿是穴，每次 3～5 分钟，早、晚各一次，以穴位局部感到酸胀为宜。

2. **中府穴**。位于前正中线旁开 6 寸，平第 1 肋间隙处。促进胸部血液循

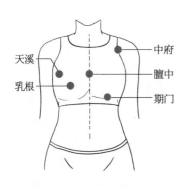

天溪
乳根
中府
膻中
期门

平胸加副乳的自我按摩穴位

环,以消除副乳。用食、中二指按揉对侧中府穴,每次 3 分钟,早、晚各一次,以穴位局部感到酸胀为宜。

3. **天溪穴**。位于胸部,第 4 肋间隙,前正中线旁开 6 寸处。在乳房局部,能疏通乳部气血。用食、中二指按揉对侧天溪穴,每次 3 分钟,早、晚各一次,以穴位局部感到酸胀为宜。

4. **膻中穴**。按摩能调节体内阴阳平衡,对疏通血脉、增肌强胸等功效显著。可用右手食、中二指按揉膻中穴,每次 3 分钟,早、晚各一次,以穴位局部感到酸胀为宜。

5. **乳根穴**。位于乳头直下,乳房根部,第 5 肋间隙,距前正中线 4 寸。按摩能调节气血,使胸部肌肉恢复紧致,避免乳房下垂。用食、中二指按揉同侧乳根穴,每次 3 分钟,早、晚各一次,以穴位局部感到酸胀为宜。

6. **期门穴**。位于乳头正下方第 6 肋间处。可化瘀解郁、促进胸部血液循环,有助丰胸。用食、中二指按揉同侧期门穴,每次 3 分钟,早、晚各一次,以穴位局部感到酸胀为宜。

✎ **阅读心得**

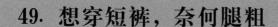

49. 想穿短裤，奈何腿粗

　　小白的大腿真的好粗壮，朋友为此给她起了一个外号叫"大象"。不要说穿短裤，连穿牛仔裤都是她的梦想。以前年纪小不懂美丑，而且穿校服也看不出来，大腿粗倒没有多影响她的生活，但走路一多，大腿内侧的肉来回摩擦，经常会破皮，很不舒服，也很疼。大学以后，同学都很爱美，一比较，她也觉得必须要减肥了。但即使努力瘦身，她依然摆脱不了大腿胖胖粗粗的魔咒，短裙、短裤，感觉都像是上辈子的事。由于大腿特别粗，她试穿过的牛仔短裤都是裤管紧、腰很松，每次看到路上女生穿紧身牛仔短裤，她心里真的十分羡慕。她向医生求助，医生教给她一套按摩瘦腿操，经过一段时间的坚持，她的大腿终于不那么胖了，今年夏天她也可以穿上牛仔短裤大秀美腿了。

大腿粗其实不难减

　　一般来说，大腿上肉的多少和你的体重息息相关，体重只要一增加，两腿之间的距离就会越来越小，而这种情况下，两个大腿上的肉是软软的，并不紧实。所以只要坚持减肥，大腿自然就会跟着瘦下去，非常容易。但有一些女性朋友的大腿是硬而粗的，这种肌肉硬块相对来说就很难减掉了，而且看起来腿也格外粗壮，实在是影响女性朋友们的美丽。

办公室病

办公室的职场女性们因为工作原因,常常保持同一个姿势久坐不动,不知不觉间很容易造成腿部水肿现象,从而出现"粗壮"的大腿。要减大腿,首先要戒掉吃香喝辣、胡吃海喝的习惯,否则一边工作一边吃,稍不注意就会越来越胖;其次,如果上班时久坐不动,晚上回家后可以用热水泡脚,促进血液循环,同时结合腿部按摩,刺激穴位,对减大腿很有好处。

如何自我按摩保健

怎样减大腿赘肉最有效呢? 穴位按摩就是快速瘦大腿的最好方法。只要每天花点时间,对腿部穴位进行按摩,通过刺激穴位,疏通大腿的经络气血,就能达到消除大腿的脂肪、去除水肿的作用,而这些穴位本身也是对女性健康非常好的,每天空闲时间不妨自己多按摩吧!

大腿粗的自我按摩穴位为以下几个。

1. **血海穴**。可以有效帮助疏通双腿气血,消除腿部水肿。可用双手食指同时按揉双侧血海穴,每次 3～5 分钟,早、晚各一次,以较重的力度,使穴位局部感到酸胀为宜。

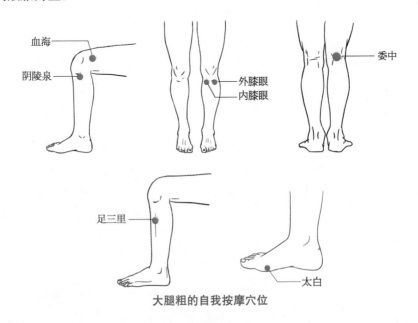

大腿粗的自我按摩穴位

2. **内膝眼穴、外膝眼穴**。位于膝盖内、外侧的凹陷处。可以通经活络,理气消肿。可用双手食、中二指同时按揉双侧内、外膝眼穴,每次 3 分钟,早、晚各一次,以较重的力度,使穴位局部感到酸胀为宜。

3. **委中穴**。位于膝盖后方正中央的膝窝处。能促进血液循环,改善腿部肿胀,美化腿部线条。可用双手食指同时按揉双侧委中穴,每次 3 分钟,早、晚各一次,使穴位局部感到酸胀为宜。

4. **阴陵泉穴**。能运脾除湿,有效消除大腿的水肿现象。可用双手食指同时按揉双侧阴陵泉穴,每次 3～5 分钟,早、晚各一次,以较重的力度,使穴位局部感到酸胀为宜。

5. **足三里穴**。能促进脾胃的运化功能,帮助气血运行。可用双手食指同时按揉双侧足三里穴,每次 3 分钟,早、晚各一次,以轻柔的力度,使穴位局部感到酸胀为宜。

6. **太白穴**。位于足内侧缘,第 1 跖趾关节后下方赤白肉际凹陷处。能消除双腿疲劳,避免粗壮现象出现。可用双手食指同时按揉双侧太白穴,每次 3～5 分钟,早、晚各一次,以较重的力度,使穴位局部感到酸胀为宜。

阅读心得

50. 粗壮的小腿，一点都不美

小雪是典型的南方女孩，皮肤白皙，身材纤细，她的大腿挺瘦的，但她属于先天性的肌肉小腿，从小小腿就特别结实，从不做运动依旧非常结实。她的大腿围 49.5 厘米，但小腿围有 34 厘米，还是硬硬的那种。她超级郁闷，一直想着如何瘦小腿，但总是失败。她从不穿中等长度的裙子或裤子，因为这样会单独露出粗壮的小腿，她的衣柜不是超短裙、超短裤，就是长裙、长裤，她的原则是要不露就不露，要露就连大腿一起露，有了大腿的对比，才能显得小腿没那么粗壮。她也不敢跑步，怕越跑腿越粗。医生建议她天天自己按摩腿部的一些穴位，不久之后，她的腿就稍稍瘦了一点，继续坚持按摩就再也不用担心自己的"小粗腿"了。

你有"小粗腿"吗

所谓的"小粗腿"，就是指肌肉型小腿，但对于大部分人来说，这并不是"肌肉"，而是填充在肌肉里的脂肪。因为它藏在体内的深层，所以想要瘦下去并没有那么容易。有肌肉型小腿的女性其实运动细胞不一定发达，当然，运动员除外。天生小腿骨骼不够修长的女性，她的小腿肚子看起来会更大。而小腿线条不太美，想通过细高跟鞋来拉长小腿的女性，由于小腿承受了过重的重量，腿部受力开始外移，也容易造成小腿肌肉越来越外翻，就显得小腿比较粗大。为了拥有一双纤细的美腿，爱美的女性朋友们确实要多多努力啊！

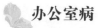
办公室病

办公室久坐的女性朋友,因为长期久坐,腿部非常容易水肿,形成浮肿腿。全身都肥胖的人,腿部也很容易堆积脂肪,这就是脂肪腿。脂肪腿显得肉肉的,摸上去也软软的,很不美观。粗壮的小腿肚形成了以后,可以说是全身最难瘦下来的部分。脂肪型的小腿在按摩前期效果会比较快,肌肉型的小腿相对来说稍微慢些。因此,肌肉型小腿的女性朋友更要持之以恒,才能看到明显的瘦腿效果。

如何自我按摩保健

粗壮的小腿对很多女性来说,都是毫无办法的。但其实通过按摩腿上的穴位,不仅可以很有效地瘦掉肌肉腿,并且能够很快地消除腿部的水肿现象。所以,经常进行自我穴位按摩就能轻松瘦出一双漂亮的美腿。

小腿粗的自我按摩穴位有以下几处。

1. **承山穴**。位于小腿后面正中,伸直小腿或足跟上提时,腓肠肌肌腹下出现的尖角凹陷处即是。承山穴正处在小腿肚处,只要经常按揉,燃脂甩肉的效果就会非常好。可用双手拇指同时按揉双侧承山穴,每次 3～5 分钟,力度较重,以穴位局部感到酸胀为宜。

2. **风市穴**。位于大腿外侧部的中线上,腘横纹水平线上 7 寸。按摩风市穴能代谢脂肪和重塑肌肉,赶走腿部赘肉。可用双手拇指同时按揉双侧风市穴,每次 3 分钟,以穴位局部感到酸胀为宜。

3. **足三里穴**。按摩不仅能够帮助瘦掉平时很难运动到的小腿肚,刺激腿部深层肌肉,有效消除水肿现象,还能促进脾胃的运化功能。可用双手食指同时按揉双侧足三里穴,每次 3 分钟,以穴位局部感到酸胀为宜。

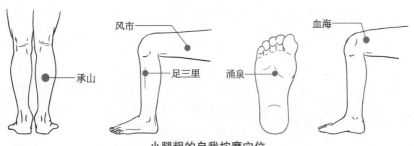
小腿粗的自我按摩穴位

4. **涌泉穴**。按摩对瘦腿及缓解腿部疲劳都很有好处。可用双手拇指同时按揉双侧涌泉穴，也可将脚心互搓，每次 3 分钟，以穴位局部感到酸胀、发热为宜。

5. **血海穴**。按摩可促进腿部血液循环，消肿以瘦腿。可用双手食指同时按揉双侧血海穴，每次 3 分钟，以穴位局部感到酸胀为宜。

捏捏按按 做「优质」大美人

阅读心得

51. 为什么肚子不胖，腰两边很胖

　　白女士今年 40 岁，工作稳定，经济条件也很好，她有钱也有闲，便花很多精力在自我的保养上。工作之余，她都会练练瑜伽、跑步、游泳，或到美容院做做皮肤护理、全身按摩。所以她看起来特别年轻，经常有人误认为她只有 30 岁不到。别人都说她的身材特别好，但她总觉得不是这样的，因为她觉得自己的肚子稍微有点胖，不是胖在前面，而是两边，感觉无论怎么锻炼都没有锻炼到腰两边的肌肉，让腰部摸上去松松垮垮的，她对此非常不满意。她平时白带量比较多，也很清稀，腹部摸上去凉凉的，腰上也是冷的，手脚也不容易暖和。经过对症的针灸治疗，她感觉腰暖了，也紧实了，整个人也舒服多了。她回去之后坚持在针灸的穴位处自己按摩，整个人身体越来越好，看起来更年轻了。

腰上肉多，病在带脉

　　围绕腰部一周，唯一一条横向的经脉是带脉，也称腰带。腰粗、赘肉多，往往和带脉的失常有关。带脉不仅上连肠胃，下连子宫、卵巢，还能保护肾脏。若带脉失常，可使肾气不足，出现肾虚现象。剖宫产的人应该要多注意了，因为剖宫产伤及到人体中的三条经脉，带脉、任脉、冲脉，剖宫产的人就比顺产的人更容易发胖。而顺产的人，在十月怀胎之后，带脉像皮筋一样紧绷太久弹性下降，从而导致带脉功能下降，加上现在的人不怎么运动，也使腰部的肉越来越多。

163

与多种妇科病相关

在腰两边肥胖的同时,妇科方面反反复复出现的问题,大都和带脉有关。带脉和淋巴等息息相关,带脉受堵会影响淋巴毒素排不出去。加上带脉平衡人体上下阴阳,带脉受堵,火往上走,湿往下走,导致白带增多、妇科炎症加重。因为带脉受堵导致湿寒,瘀毒排不出去,月经会出现颜色变深、发黑,严重者还会导致肌瘤、囊肿。

如何自我按摩保健

腰两边肥胖不仅影响女性的美丽,而且是女性疾病的外在表现,因此需要及时治疗。自我穴位按摩就是一种非常有效的调节带脉失常的方法。通过按摩穴位能够疏通经络、调理冲任、补益下焦肝肾,帮助恢复带脉的正常功能,让爱美的你在瘦身的同时,拥有健康的生殖和内分泌功能。

腰两侧肥胖的自我按摩穴位有以下几处。

1. **带脉穴**。位于侧腹部,当第 11 肋骨游离端下方垂线与脐水平线的交点上。可通经活血、健脾渗湿止带。用双手食指同时按揉双侧带脉穴,每次 3～5 分钟,早、晚各一次,以较重的力度,使穴位局部感到酸胀为宜。

2. **五枢穴**。位于侧腹部,髂前上棘的前方,横平脐下 3 寸处。可调带脉、理下焦。用双手食指同时按揉双侧五枢穴,每次 3～5 分钟,早、晚各一次,以较重的力度,使穴位局部感到酸胀为宜。

3. **维道穴**。位于髂前上棘的前下方,五枢穴前下 0.5 寸。可调理冲任,利

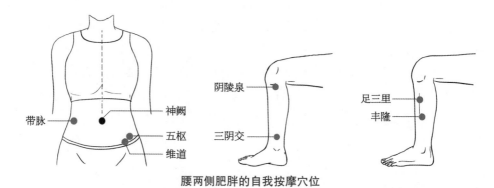

腰两侧肥胖的自我按摩穴位

水止痛。用双手食指同时按揉双侧维道穴,每次 3～5 分钟,早、晚各一次,以较重的力度,使穴位局部感到酸胀为宜。

4. **阴陵泉穴**。可调节内分泌和肌体平衡,有效提升脾脏的除湿功能。用双手食指同时按揉双侧阴陵泉穴,每次 3 分钟,以穴位局部感到酸胀为宜。

5. **丰隆穴**。可调节脾胃,加快人体新陈代谢,化痰湿以瘦腰。用双手食指同时按揉双侧丰隆穴,每次 3 分钟,以穴位局部感到酸胀为宜。

6. **三阴交穴**。可调理肝、脾、肾,对各种带脉失调引起的妇科炎症都很有好处。用双手食指同时按揉双侧三阴交穴,每次 3 分钟,以穴位局部感到酸胀为宜。

Tips

如果腰上有赘肉,还可以敲打腰两边的带脉区,这也是肝胆经的循行位置,就像带子一样围着人体,只要坚持敲带脉,有助于去除腰两边的赘肉。以两手虚掌敲打,由轻到重,以舒服为宜,每次 5～10 分钟,每天两次。不久这些"游泳圈"自然就下去了,让女性健康瘦身,达到由内而外的美丽。

阅读心得

- -

- -

- -

- -

- -

52. 不想当吃货，怎样控制食欲

很多女性都担心自己会长胖，不敢吃东西，但是喝凉水都胖的还是很多。吴小姐正好相反，她是无论怎么吃都不胖，但这并不好，因为她总是吃得太多，零食、水果这些都不说，她每顿吃馒头要吃 4 个，米饭要吃 2 大碗，否则不一会就饿了，别人看到她吃这么多都惊呆了，她吃一顿的量比别的女生一天还要多，问题是她还是非常非常瘦，那她吃那么多到底吃到哪里去了？家人也担心她一直这么吃下去对胃不好，但她就是控制不住自己的嘴。她希望通过针灸帮她控制住食欲，至少像个正常女孩子一样。通过针灸治疗，她的食欲明显减少了，少吃也不觉得饿，人也没有变瘦，她终于觉得自己像个正常女生了，不再是"大胃王"和"女汉子"了。

食欲旺盛还是食欲亢进

现代人的食欲越来越发达，食物又唾手可得，所以容易对食物上瘾。胃分泌与进食相关的激素，强力地刺激食欲而引起进食。但吃多了就容易肥胖，肥胖症已经成为人类健康的杀手。一般来说，人闲着无事可做的时候就容易吃东西，即使吃饱了还想再吃。但如果突然出现容易饥饿、想吃食物，进食量明显增加却同时身体消瘦，并伴有心慌、乏力现象，要注意是否有内分泌疾病，可以到医院检查血糖和甲状腺功能。

月经前胃口怎么那么好

女性月经前食欲会增加的原因是激素影响了肠胃的蠕动,如经前大便比较干,经后刚好相反。经前女性体内脂肪降低可能是让女性在经前爱吃甜品的主要原因,相对于甜品,对女性更有益是含淀粉的食物或零食,例如面包、面条、米饭、马铃薯等食品,这些食品更容易使女性产生饱腹感,满足身体的需求。

如何抑制食欲

饥饿与食欲完全不一样。饥饿感是由体内的刺激产生,胃里没东西时胃就会收缩,如果还不补充食物,就会引发轻微的头晕、手脚发抖及低血糖等症状。而食欲是由外在刺激产生的,如美食漂亮的外表、香喷喷的味道及诱人的颜色等,让人忍不住多吃几口。为了身体健康,应该用意志力控制自己的食欲,也应注意不要吃太多辛辣、肥腻、煎炸、生冷、过硬、过咸、过酸的食物,不要暴饮暴食,饮食应以八分饱为宜。

如何自我按摩保健

当食欲突袭的时候,应该怎么办呢? 首先应该自己控制尽量少吃,还可以进行自我穴位的按摩。耳部的耳穴是人体内脏器官的外在表现,中医学认为,人的耳廓上很多穴位与大脑神经中枢相连,通过穴位按摩刺激这些穴位,就能减少食欲,达到减肥的效果。躯体上的穴位也可抑制旺盛的食欲,使肠胃功能减弱,进而达到减肥、控制体重的目的。食欲自然被抑制,对身体是最安全、健康的。

食欲旺盛的自我按摩穴位有以下几处。

1. 耳部穴位。**饥点**(位于耳朵的前方)、**胃**(位于耳朵中央,耳轮脚消失处)、**内分泌**(位于耳甲腔底部,屏间切迹内)、**神门**(位于耳三角窝后 1/3 的上部)。按摩耳部穴位能够有效抑制食欲,促进身体新陈代谢,轻松达到瘦身目的。饥点可以控制饥饿感;内分泌可延长饱腹感;神门能避免压力下进食;胃能减少腹部脂肪堆积。可用双手食指同时按揉双侧耳部各穴,每次 3～5 分钟,早、晚各一次,以穴位局部感到酸胀为宜。

2. **内庭穴**。位于足背,第 2、3 跖骨结合部前方凹陷处。按摩内庭穴可以清

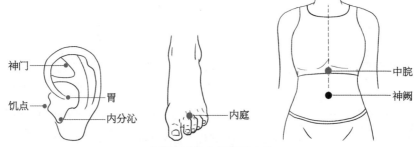

食欲旺盛的自我按摩穴位

胃火以抑制食欲,可用双手食指同时按揉双侧内庭穴,每次 3～5 分钟,早、晚各一次,以较重的力度,使穴位局部感到酸胀为宜。

3. **中脘穴**。位于上腹部,前正中线上,脐中上 4 寸。按揉中脘穴可使胃部产生饱胀感,有效减少饥饿感。可用食、中二指同时按揉中脘穴,每次 3～5 分钟,早、晚各一次,以较重的力度,使穴位局部感到酸胀为宜。

Tips

吃东西的时候应该多多咀嚼,每吃一口食物,咀嚼 2～3 分钟才能够充分和唾液搅拌,帮助消化吸收。这样吃东西也能让你吃得更少,身体更健康。

阅读心得

八

皮肤保养有诀窍

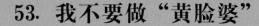

53. 我不要做"黄脸婆"

　　很多女性结婚之后，把大部分时间和精力都花在经营自己的家庭上，对自己比较节俭，也无暇顾及自己的外貌，常常会出现皮肤暗黄、枯燥的问题，"黄脸婆"的称号对于她们来说是很可怕的。小王就是这样一位女性，她虽然拥有一个让所有人都美慕的怎么吃都不胖的身材，却在非常瘦的同时面色十分暗黄，毫无光泽，手也比其他人黄很多。她平时大便一直不成形，还经常腹泻，月经也不正常，每次经量都特别少，因此人显的比实际年龄老好多。她为了让自己胖一点，身体变好一点，也年轻一点，便去针灸治疗。她舌质淡白，舌两边都有明显的齿痕，舌体也比较润滑，脉细弱无力。医生教她自我穴位按摩方法并配合中药调理，2 个月之后，她的气色好多了，人也胖了十斤，再也不像"黄脸婆"了。

🦋 皮肤黄的原因

　　很多原因都能引起皮肤发黄，但对于女性来说，主要有以下三个方面原因：①爱生气。肝直接影响血脉，肝火旺或肝气郁结便易形成气血不通，影响面部的血液循环，皮肤自然暗淡无光。②长期熬夜，睡眠不足。没有足够的时间睡眠，肝胆就得不到充分的休息，色素不能有效清除，长期聚积可表现为皮肤粗糙、黑斑、面色发黄等。③紫外线照射。紫外线是皮肤老化的主要杀手，它会让皮肤纹理混乱、血液循环不畅、黑色素积聚，使皮肤暗黄。

需警惕脾虚

很多女性面色长期偏黄，但她们以为这是黄种人的正常肤色。其实健康女性的黄皮肤应该是黄里透红，黄而有光泽；并且整个人气血充足，月经正常，大小便正常。因此，如果皮肤长期发黄，一定要警惕是否是由于脾胃功能不好、气血虚弱引起的皮肤萎黄。如果是的话，单单只在面部做皮肤保养就不够了，一定要从根源抓起。通过促进脾胃的消化吸收功能，改善全身的气血状态，就可以从内美到外。

如何自我按摩保健

皮肤暗黄是衰老的征兆，也影响女性朋友的自信心，因此，一定要及时进行调理。自我穴位按摩保健不仅可以调节脾胃运化功能，使气血源源不断地输送全身，还可以作用于局部，以增强面部的血液循环，改善肌肤暗黄的情况，只要掌握了正确的穴位按摩保健方法，就可以有效地实现肌肤的美丽，在身体健康的同时拥有白里透红的美丽肌肤。

皮肤暗黄的自我按摩穴位有以下几处。

1. 头面穴位。**太阳穴**（位于眉梢和外眼角中点向后的凹陷处，大约 0.5 寸）、**攒竹穴**（位于两侧眉头的内侧）、**四白穴**（位于下眼眶下缘正中，直下一横指处）、**迎香穴**（位于鼻翼两侧，鼻唇沟的凹陷处）。按摩以上各穴都可以疏通经络，改善面部血液和淋巴循环，让面色红润有光泽，同时还可以提神醒脑。可用双手食指同时按揉双侧各穴，每穴 3～5 分钟，早、晚各一次，以穴位局部感到酸胀为宜。

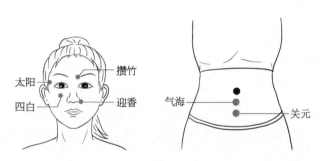

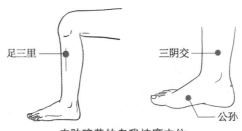

足三里　　　　　　三阴交

公孙

皮肤暗黄的自我按摩穴位

2. 腹部穴位。**气海穴、关元穴**。按摩以上穴位,可以补益气血、美化肌肤,改善脸色发黄、精神不振的状况,让气色恢复光彩。同时还能促进大便成形,对改善月经也很有帮助。可用食、中二指深压按揉气海穴或关元穴,每穴 3~5 分钟,早、晚各一次。

3. 下肢穴位。**足三里穴、三阴交穴、公孙穴**。通过调理脾胃功能,化生气血,以改善面色蜡黄的症状,让皮肤恢复弹力和水分,红润、自然健康有光泽。三阴交穴对同时伴有月经异常及妇科炎症女性很有作用。可用双手食指同时按揉双侧各穴,每穴 3~5 分钟,早、晚各一次,以穴位局部感到酸胀为宜。

Tips

腹部和下肢的穴位可在按摩的同时加上艾灸以增加疗效。用艾条灸每个穴位,5~10 分钟即可,以皮肤发红、发热为宜。

阅读心得

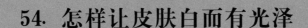

54. 怎样让皮肤白而有光泽

　　女性大都以白为美，所谓"一白遮百丑"，可是李小姐却不这么认为，反而深受其苦。李小姐虽然肤色很白，可却是惨白的，没有一点血色，看上去也非常不健康，给人一种弱不禁风的感觉。她求职的时候很多单位因此没有录用她，就连男朋友的爸妈也觉得她身体不好，不同意他们交往。她只是脸苍白，其实身上肤色还是比较正常的。她说她小时候的脸色就很难看，一直青青的，嘴唇一点血色都没有，天气冷的时候就更加严重，偶尔会有点头晕，没有力气。她看过很多次医生，都说她可能贫血，但每次血液检测的结果都显示贫血不是很严重，只是轻微的一点点而已。平时她也不怎么生病，身体状况还算可以，不知道为什么总是脸色苍白，而且不知道有什么方法能改善。她想了解中医有没有好的治疗方法，怎么调养才能拥有白里透红的肤色呢？

🦋 脸白也是病

　　"有诸内，必形于外。"体内发生的病变，必然会反映到体表，面色就是这种体表反映之一。健康人的脸色是白里透红，经常不出门在家里待着的人皮肤也白，而病态的白是苍白。苍白脸色是由于脸部毛细血管充盈不足引起的，中医认为这是体质差的表现。此外，如大出血、休克引起毛细血管强烈收缩，甲状腺功能减退、慢性肾炎、铅中毒等，均能引起脸色苍白。

女性面色苍白的原因

中医认为,面色苍白属于虚症和寒症。如面色较白、体型肥胖的人,中医称为气虚或阳虚。很多女性尽管体胖,但体质较差,非常容易感冒。此外,出血性疾病、痔疮出血、月经过多时,都会造成女性面色苍白。女性若气血严重不足发生休克时,也可因面部血液循环受阻而脸色发白。

如何自我按摩保健

面部皮肤的颜色和人体的气血多少关系非常密切,面色苍白的虚寒之症可通过自我的穴位按摩来补益。人体有很多可以益气生血的穴位,按摩之后可以使气血源源不断流入面部,让脸色白里透红,同时对面部的穴位进行按摩,促进气血运行的功能更是立竿见影。

面色苍白的自我按摩穴位有以下几处。

1. **血海穴**。位于大腿内侧,髌底内侧端上 2 寸。具有很好的补血养血的功效,经常按摩可明显改善面色苍白的情况。可用双手食指同时按揉双侧血海穴,每次 3～5 分钟,早、晚各一次,以穴位局部感到酸胀为宜。

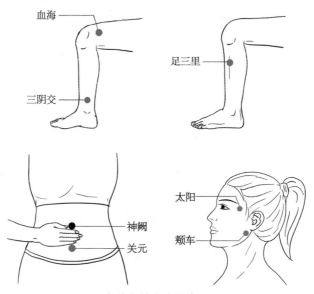

面色苍白的自我按摩穴位

174

2. **三阴交穴**。按摩有调和气血、补肾养肝的作用。可用双手食指同时按揉双侧三阴交穴,每次 3～5 分钟,早、晚各一次,以穴位局部感到酸胀为宜。

3. **足三里穴**。有温中散寒、健运脾阳、补益气血的作用。可用双手食指同时按揉双侧足三里穴,每次 3～5 分钟,早、晚各一次,以穴位局部感到酸胀为宜。

4. **关元穴**。按摩关元穴能提高脾胃化生气血的功能。可用食、中二指以较重的力气按揉关元穴,每次 3～5 分钟,早、晚各一次。

5. 面部穴位。可从**颊车穴**(位于下颌角前上方,耳下大约一横指处)向上按揉直至**太阳穴**,按揉一遍为一回,每次按揉二十回,早、中、晚各一次。

阅读心得

55. 按摩能战"痘"

捏捏按按　做『优质』大美人

　　王小姐都是"奔三"的人了，脸上还在长痘痘。大概是大学二年级起，她脸上忽然开始长痘痘，时轻时重，只要压力一大，痘痘就长得满脸都是，现在算算都有七、八年了。她其实很爱美，平时也挺注意脸部清洁，用了不少祛痘产品都没有消除痘痘，还去美容院做过激光和物理祛痘，刚开始的时候还有点效果，但过了几天又出来了。她现在的皮肤特别敏感，出门就要戴口罩，否则脸一见风，就会被吹得很红，再加上满脸的痘印，让她30岁了都还没谈过恋爱，不光父母着急，她自己也十分着急。她吃过一段时间的中药，祛痘效果不明显，还因为里面苦寒的药太多，只要吃了胃就不舒服，只好放弃。但在针灸配合放血和拔罐的治疗下，痘痘明显少了好多，皮肤也没有那么敏感，痘痕也在逐步减少，她非常喜欢这种对身体无害的绿色疗法。

为什么叫"青春痘"

　　本病常见于17～18岁的青年，但也有青春期以后或成人发病的。好发于面颊、额部、颏部和鼻颊沟，其次为背部及上胸部。病程长，时轻时重，常在女性月经前呈周期性加重，有自限性，绝大多数可在青春期后逐渐减轻，以至消失。

阳虚也能发"痘"

我们大都认为长痘是因为内热湿毒太盛,需要吃清热解毒药,但事实并非如此。阳虚体质的人也会有严重的痤疮囊肿,且很难治愈,还总是留疤。此时若一味用清热解毒的药,反而会加重阳虚,使痤疮更严重。阴虚的人同时还伴有夜尿多、喝了水马上要上厕所、痛经、小肚子冰凉,下肢特别冷,冷到膝盖以上等情况。现代很多女性比较爱美,穿衣单薄,经常把腰和肚子露在外面,再加上饮食寒凉,都能发"痘"。

痘印要预防

长痘之后皮肤出现色素沉着与斑痕,是因为真皮层受到损伤。如果只是表皮损伤,不会留下瘢痕。痘痘如果没有感染,好了以后不会留下痕迹;如果发炎了,只要在早期消退炎症,不会留下凹陷,也可能留下一点印痕,但三个月到一年时间也会渐渐退去。因此,痘印应以预防为主,除了正确治疗和护养以外,红肿发炎期间千万不要自己去挤,否则很容易伤及真皮层,留下凹洞和色斑,成为终身消除不去的遗憾。

如何自我按摩保健

脸上一波未平、一波又起的青春痘,让很多女性朋友深受其苦。自我的穴位按摩,可以通过对穴位的刺激,疏通经络、调节气血,去除体内的湿热之邪,或温补气血改善阳虚的症状,以改善体质,赶跑这些恼人的痘痘。

防治痘痘的自我按摩穴位分为以下几处。

1. 上肢穴位。**合谷穴**、**曲池穴**、**支沟穴**(位于手臂外侧,腕横纹上3寸,两个骨头正中间)、**劳宫穴**(在手掌心,当第2、3掌骨之间偏于第3掌骨,握拳屈指时中指尖处)。对体质偏热引起的痘痘,可以按摩有清热作用的合谷穴、曲池穴,有通便和调理三焦功能的支沟穴及能清心和胃、消除痘痘的劳宫穴。按揉时用拇指指腹按对侧各穴,以有酸胀感为宜,每次3分钟,早、晚各一次。

2. 下肢穴位。**内庭穴**(位于足背,第2、3跖骨结合部前方凹陷处)、**太冲穴**、**足三里穴**。内庭穴可以去除胃火,太冲穴可以疏肝解郁,足三里穴可以补益气

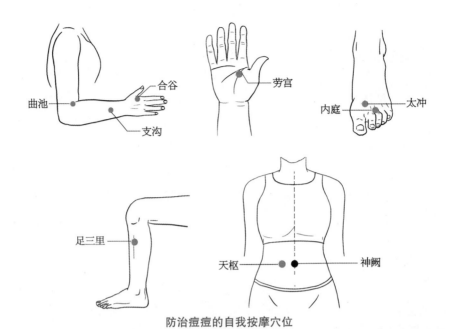

曲池　合谷　支沟　劳宫　内庭　太冲

足三里　天枢　神阙

防治痘痘的自我按摩穴位

血。可用双手食指同时按揉双侧各穴,每穴 3～5 分钟,早、晚各一次,以穴位局部感到酸胀为宜。

3. **天枢穴**。通过调理脾胃功能,可以改善痘痘的情况。可用食、中二指指腹按揉天枢穴,力度应适中,每次 3 分钟,早、晚各一次。

此外,对阳虚引起的痘痘反复发作,经久不愈,可加用**肾俞穴、关元穴**。每穴按摩 3～5 分钟,早、晚各一次。

阅读心得

- -

- -

- -

- -

56. 皮肤易过敏，不是发红就是痒

高老师不能说特别漂亮，但很秀气、很耐看，就是脸上有红血丝，让她特别不自信。她曾经尝试过无数种去红血丝方法，用了无数的"灵丹妙药"，却没有见到任何效果，只能经常用一些遮盖霜，让红血丝不那么明显。慢慢地皮肤开始变得敏感，特别是遇冷、遇热的时候，以前能用的护肤品现在一用，脸上就起小疙瘩，甚至一片片地红，好几天都消不掉。她常常对着镜子想：如果有天把红血丝去掉，自己也很漂亮！通过几次针灸以后，她觉得皮肤没那么容易过敏了，以前只要吃一只虾整个嘴就会肿起来，现在连吃3～5只也只是稍微有点肿，气色也好多了。她坚持针灸和自我穴位按摩，感觉肤质每天都在改善，整个人也越来越美了。

🦋 皮肤过敏

皮肤过敏主要是指当皮肤受到各种刺激时，出现红肿、发痒、脱皮及过敏性皮炎等异常现象。过敏休质在皮肤过敏的发病中起主导作用。年龄增长是肌肤敏感的一个重要原因，随着年龄的增长，弱酸性的皮脂膜不如以前的健康，无法保持水分以保护肌肤不受到外界侵害，以至敏感物质容易入侵皮肤；季节变换时，各种致敏物质接触皮肤，使皮肤大量释放组胺，引起面部皮肤过敏；温度忽冷忽热，可加剧面部发红、发烫；紫外线照射也能导致面部皮肤过敏。

如何护理"敏感性"皮肤

皮肤过敏的女性在初次使用某种化妆品时应非常谨慎,事先应做皮肤试验,若无过敏反应,方可使用;不能频繁更换化妆品;含香料过多及过酸过碱的护肤品不能用。

过分护肤或忽视都是不对的。在面部使用过多的产品及繁复的护肤程序,不是改善过敏的有效办法。什么也不涂同样不行,若皮肤缺乏滋润,可能会出现严重的脱皮现象;若缺乏防晒呵护,会令肌肤变得粗糙,导致不均匀肤色出现。

过敏后的正确做法

如果发现自己对化妆品有过敏反应,应立刻停止使用。皮肤过敏后,不要用太热的水洗脸,以避免刺激皮肤,更不能用香皂,其中的碱会加重皮肤过敏的症状。应用温和的洗面奶洗脸,不涂任何护肤品。可用手指在脸上作一些轻柔的按摩,使面部肌肉放松,促进血液正常流通,也会加速皮肤过敏的痊愈。

如何自我按摩保健

皮肤敏感的人首先要远离过敏原,以免对身体健康造成不必要的影响。自我穴位按摩不仅可以改善皮肤敏感情况,还能起到预防皮肤敏感的作用。皮肤敏感,特别是反复发作者,除了穴位保健,还要坚持锻炼身体,两者结合,提高自身免疫力的效果才会更好。

皮肤过敏的自我按摩穴位有以下几处。

1. **曲池穴**。位于肘横纹外侧端与肱骨外上髁连线中点。能散风清热,调和营卫,有效改善各种过敏症状。按揉时用拇指指腹按对侧曲池穴,以有酸胀感为宜,每次 3 分钟,早、晚各一次。

2. 腹部穴位。**中脘穴**、**神阙穴**。这两个穴位可以调节胃肠功能,改善肌肤敏感症状。可用食、中二指指腹按揉中脘穴,力度应适中,每次 3 分钟,早、晚各一次。神阙穴可用气罐闪罐 10 次后留罐 10 分钟。

3. 背部穴位。**脾俞穴**、**肺俞穴**、**肾俞穴**。经常按摩这些穴位可以调节脏腑

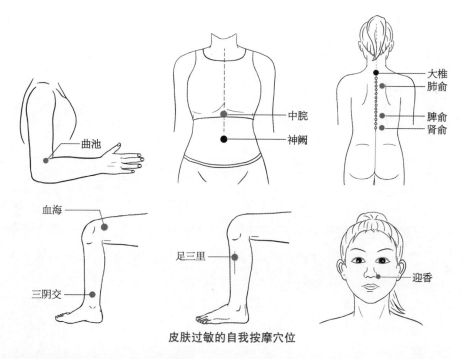

曲池

中脘
神阙

大椎
肺俞
脾俞
肾俞

血海

足三里

三阴交

迎香

皮肤过敏的自我按摩穴位

功能,增强体质,改善过敏肌肤。可将双手放在肩上,以食、中二指按揉肺俞穴;四指放在肩胛骨下方按揉脾俞穴;双手叉腰,双手拇指在后按揉肾俞穴。按摩时力度应适中,每次 3 分钟,早、晚各一次。

4. 下肢穴位。**血海穴、三阴交穴、足三里穴**。按揉血海穴、三阴交穴能调节全身血行,足三里穴可补益胃气,使气血上达面部,从而营养头面部的经络。可用双手食指同时按揉双侧各穴,3~5 分钟,早、晚各一次,以穴位局部感到酸胀为宜。

5. **迎香穴**。位于鼻翼外缘中点旁。可有效改善面部血液循环,并能疏散风邪。对皮肤敏感伴过敏性鼻炎效果最佳。可用双手食指同时按揉双侧迎香穴,3~5 分钟,早、晚各一次,以穴位局部感到酸胀为宜。

阅读心得

- -

- -

57. 荨麻疹，一穴就搞定

　　有一天门诊中来了一位年轻女性患者，她说她得了荨麻疹，一见风就全身起风疹团，又红又痒，非常难受，晚上的时候特别严重。她自己上网查，发现在神阙穴闪罐可以治疗这种病，于是就来针灸门诊求医。她说她以前皮肤特别好，但是怀孕之后皮肤一下子就变差了，生完孩子也没有好转，反而越来越重。原本她不仅漂亮，脸上皮肤也特别白皙透亮，现在脸一下子变得又红又黑又干又痛，还特别敏感，不能随意在脸上涂护肤品。但是不涂化妆品她根本就没法出门，老公也开始对她的外貌有意见了。经过几次针灸治疗，她的荨麻疹出现的范围和程度都明显好转，脸上的皮肤也感觉舒服一些。但治疗期间有次她没注意，吃了带虾的晚饭，当天晚上又发得比较严重，医生提醒她一定不要食用海鲜和发物。又治疗了几次，她的荨麻疹就再也没出现了。

何为荨麻疹

　　荨麻疹俗称风疹块，是由于皮肤、黏膜小血管扩张及渗透性增加而出现的一种局限性水肿反应。主要表现为大小不等的风疹块，骤然发生，大多持续半小时至数小时可自然消退，消退后不留痕迹，但新的风团可陆续发生，此起彼伏，1天内可反复多次发作。自觉剧烈瘙痒，有灼热感。可分为急性和慢性，急性者在所有荨麻疹中约占 1/3，经数天或数周可治愈；慢性者约占荨麻疹的2/3，可反复发作，并持续数月。

部位不固定

荨麻疹可广泛发于全身或局限于某个部位。有时亦可累及黏膜,如胃肠道发病可引起黏膜水肿,出现恶心、呕吐、腹痛、腹泻等症状;若喉头黏膜受累时,出现胸闷、气喘、呼吸困难,严重者甚至可引起喉头水肿发生窒息而危及生命。若伴有高热、寒战、脉搏加快等全身症状,应警惕是否有严重感染的可能,如败血症。

如何自我按摩保健

能引起荨麻疹的病因非常复杂,约 3/4 患者找不到原因,尤其是慢性荨麻疹。但过敏性体质的人更容易发生荨麻疹。经常进行自我穴位按摩,可以提高自身免疫力,对荨麻疹的发生起到一定的预防作用。此外,穴位按摩可以清热解毒、凉血祛风、消肿止痛,对荨麻疹也有很好的治疗作用。

荨麻疹的自我按摩穴位有以下几处。

1. **迎香穴**。位于鼻翼外缘中点旁。迎香穴可宣通鼻窍、疏散外邪,是过敏性疾病最常用的穴位,尤其对过敏性鼻炎效果最佳。可用双手食指同时按揉双侧迎香穴,每次 3～5 分钟,早、晚各一次,以穴位局部感到酸胀为宜。

2. **肺俞穴**。位于背部第三胸椎棘突下,督脉旁开 1.5 寸。肺主皮毛,过敏性体质的患者大都与肺功能失常尤其是肺气虚相关,肺俞穴可调理肺气、散寒祛风。可将双手放在肩上,以食、中二指按揉肺俞穴,按摩时力度应适中,每次 3 分钟,早、晚各一次。

3. **曲池穴**。有疏散风热、凉血祛风的作用。按揉时用拇指指腹按揉对侧曲池穴,以有酸胀感为宜,每次 3 分钟,早、晚各一次。

4. **神阙穴**。肚脐眼处。是治疗荨麻疹的特效穴,因无法按摩,可用家用气罐在神阙穴处闪罐,每次 5～10 分钟,闪完最后一次气罐留罐 10 分钟。

5. **合谷穴**。与曲池穴功效相似,配合起来按摩,对治疗荨麻疹很有帮助。按揉时用拇指指腹按对侧合谷穴,以有酸胀感为宜,每次 3 分钟,早、晚各一次。

6. **血海穴**。具有活血化瘀、补血养血的功效,对治疗荨麻疹非常好。可用双手食指同时按揉双侧血海穴,每次 3～5 分钟,早、晚各一次,以穴位局部感到酸胀为宜。

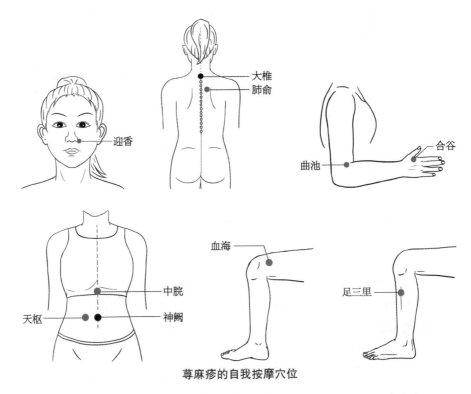

荨麻疹的自我按摩穴位

　　此外，若胃肠积热时，加用**中脘穴、足三里穴**；腹痛时，可加用**天枢穴**。每次3～5分钟，早、晚各一次，以穴位局部感到酸胀为宜。

　　以上所有穴位都可在按摩的同时配合使用气罐闪罐，每穴闪罐15～20次，闪罐后留罐10分钟，效果更好。

阅读心得

58. 肤色暗沉，怎样才能变水嫩

很多女性，尤其是 35 岁以后的女性，面部肤色会变得晦暗，使她们显得比实际年纪老很多。但是有一些女性特别重视保养，让她们看起来非常年轻。其实，让皮肤有光泽并不需要昂贵的护肤品。有一位事业成功的女性，她每年都会针灸几次进行保健。有一年三伏天，她又来针灸，有次下午针灸之后就去参加饭局，她遇到一位两个月没见的朋友，朋友见她之后直夸她皮肤好，让她把她使用的护肤品的牌子推荐一下。她想来想去，自己这几年一直用的同一个品牌的化妆品，没有变呀！朋友一点也不相信，她晚上回去特意照了照镜子，发现皮肤确实比早上出门时好，而她今天唯一做的不同的事就是针灸。于是，下次去针灸前她特意照了镜子，拍了照片，针灸后也拍了照片，放在一起对比，发现针灸后她的皮肤特别光亮、水嫩，人显得更年轻了，她开心地发现了针灸这一神奇的功效。

皮肤暗沉的原因

首先就是衰老，衰老会使肌肤表面细胞老化、坏死，这些细胞累积在皮肤表面，引起脸色暗沉；如果皮肤过于干燥，脸色也会变得愈加暗沉；皮肤在紫外线下暴晒，会出现黑黄色素，脸色也会在黑黄色素的影响下变得暗沉；晚上 11 点到凌晨 3 点是人体排毒的时期，如果这段时间没有很好地休息，毒素没有正常排出，就会使脸色暗沉。烟草中的毒素也会使皮肤血液流通不顺，使脸色出现暗沉。

别让坏情绪使你变老

坏情绪可造成内分泌失调,引起气血运行不畅,从而导致女性的脸色无华,精神暗淡,严重者甚至会出现遍布全脸的色斑。因此,当工作和生活中压力过大时,一定要适当减压,否则在女性心情焦躁不安的情况下,皮肤会出现各种问题,脸色也变得暗淡无光,最终加剧女性的衰老。

如何自我按摩保健

运动变少,新陈代谢减慢,很容易造成肺热脾虚。肺主皮肤,脾主血液,脾肺功能失调会使很多职业女性皮肤干燥,面无血色或萎黄不泽,看起来非常憔悴。而自我穴位按摩可以促进面部血液循环和新陈代谢,能有效实现肌肤的光彩,让你拥有一个会发光的肌肤,赢回属于你的水嫩肌肤。

皮肤暗沉的自我按摩穴位有以下几处。

1. 头面穴位。**阳白穴**(位于瞳孔直上,眉上 1 寸)、**太阳穴**、**迎香穴**、**四白穴**。按摩头面的这些穴位可以促进血液与淋巴循环,提神醒脑,美化肌肤,改善面色无华、精神不振的状况,让气色恢复光彩。可用双手食指同时按揉双侧各穴,每穴 3～5 分钟,早、晚各一次,以穴位局部感到酸胀为宜。

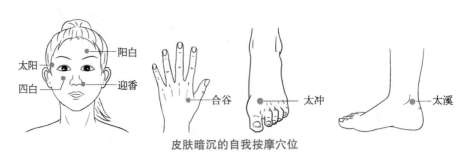

皮肤暗沉的自我按摩穴位

2. **合谷穴**。位于手背,第 1、2 掌骨间,第 2 掌骨桡侧的中点处。可加速排毒,促进面部血液循环,让皮肤恢复弹力和水分,变得红润、自然健康有光泽。可用拇指按揉对侧合谷穴,每次 3～5 分钟,早、晚各一次,以穴位局部感到酸胀为宜。

3. **太冲穴**。可以疏肝理气,舒缓压力,改善面色的灰暗。可用双手食指同时按揉双侧太冲穴,每次 3～5 分钟,早、晚各一次,以穴位局部感到酸胀为宜。

4. **太溪穴**。可补肾益精血,改善面色暗沉的情况。可用双手食指同时按揉双侧太溪穴,每次 3～5 分钟,早、晚各一次,以穴位局部感到酸胀为宜。

阅读心得

59. 穴位多按按，轻松除色斑

刘女士和她老公的感情不太好，因为年纪都不小了，刚认识没多久就在双方父母的催促下闪婚了，婚后才发现性格不合。他们经常吵架，要不是为了孩子，估计早就离婚了。刘女士婚前脸上就有点斑，结婚后越来越多。怀孕期间斑在脸上疯长，她以为生完孩子会消掉一些，结果都生完2年了，脸上的斑一点也没少，甚至还在不停地长。每次照镜子看到一脸的斑，她就非常郁闷。她还去做过一次激光，但因为脸上的斑太多了，所以一次也只能去掉一点。回来和老公一吵架，没几天就又长起来了，她索性也就不管了。她的月经不正常，结婚后还查出了子宫肌瘤，当时肌瘤小，不影响怀孕，但生了孩子以后，每次检查都大一些，所以医生建议她尽早做手术。此外，她也有乳腺增生，尤其是每次和老公一吵架就气得胸闷、乳房胀痛，整个人难受得不得了。

皮肤色斑的原因

晒太阳是色斑的头号诱因，新陈代谢较慢或者年纪较大的女性，晒太阳产生的黑色素不会随人体新陈代谢而排泄，最终形成黑斑。皮肤外伤时，粉尘、墨水等异物嵌入伤口，使用碘酒、紫药水等消毒伤口，过食含色素的食物，如酱油、黑木耳等，都会造成色素沉积，形成黑斑。压力大、偏食、睡眠不足等不良生活习惯也会使黑色素增加，造成色斑。

妊娠色斑

妊娠色斑是由于怀孕期间体内激素的变化,促使体内黑色素暂时增加。分娩几个月后,孕期色素沉着的部位将会渐渐褪色,皮肤应该能够恢复正常的颜色。不过,有些女性的妊娠斑不会完全消失,反而会一直存在。所以在妊娠期,应采取一些安全的措施,尽量减轻肤色加深的程度。

要想不长斑,必须少生气

中医认为,大多数女性产生色斑的原因都是由于肝郁气滞,即色斑是由不良情绪引发的。此外,长期的肝气不舒,可导致肝经循行部位的很多疾病,因此很多长斑者还伴有某些妇科疾病,如卵巢囊肿、子宫肌瘤、乳腺增生、甲状腺结节、月经不调等。所以女性在长色斑时,一定要警惕其他身体疾病。

如何自我按摩保健

随着年龄的增长,皮肤的代谢率降低,面色会慢慢变得暗沉,很多女性的脸上还会长出色斑,特别是黄褐斑。平时自我按摩一些穴位,可以起到活血散瘀、润肤之功效,不仅对美白皮肤很有好处,而且坚持按摩一段时间,还能帮助治疗面部色斑。

祛斑美白的自我按摩穴位有以下几处。

1. 下肢穴位。**三阴交穴**、**阴陵泉穴**、**地机穴**、**足三里穴**、**太冲穴**。三阴交穴、阴陵泉穴、地机穴可以疏通经络、调理气血,通过新陈代谢带走色素沉着;足三里穴可调节脾胃功能,使气血上荣于面;太冲穴可以疏肝理气,改善各种面部色斑的情况。可用双手食指同时按揉双侧各穴,每穴 3～5 分钟,早、晚各一次,以穴位局部感到酸胀为宜。

2. 腹部穴位。**关元穴**和**气海穴**。按摩这两个穴位可以补益全身气血,使气血充足可以上达头面,对伴有各种妇科疾病的色斑女性来说,同时可以治疗妇科疾病。可用食、中二指指腹按揉各穴,力度应适中,每次 3 分钟,早、晚各一次。

3. 背部穴位。**肾俞穴**和**脾俞穴**。通过调节脏腑的功能,调节内分泌,有效

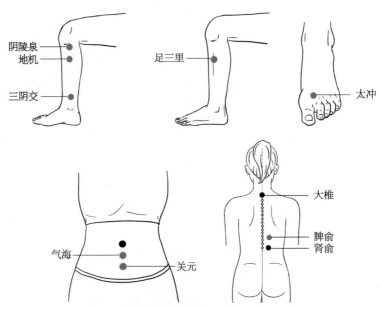

祛斑美白的自我按摩穴位

消除色斑,达到祛斑美白的效果。可将双手放于背后,四指放在肩胛骨下方按揉脾俞穴;双手叉腰,双手拇指在后按揉肾俞穴。按摩时力度应适中,每次 3 分钟,早、晚各一次。

　　此外,还需要按摩面部长斑的地方,也就是阿是穴。产生色斑的地方往往血液循环不好,通过局部色斑处的按摩可以疏通面部经络、行气活血,从而淡化色斑。按摩时力度应适中,每次 3～5 分钟,早、晚各一次。

阅读心得

附录

常用女性保健操

大美人保健操——"由内而外"气色好

第一步：拍打头顶。在**百会穴**、**四神聪穴**处，以虚掌轻轻拍打 30 次，促进脑部血液循环，改善记忆力，清脑明目。

第二步：按摩耳朵。从耳垂开始向上按摩到耳尖，以耳朵发红、发烫为宜，按摩 20 次。或者用拇、食两指摄两耳尖，向上提几次，再扯两耳坠，往下拉几次，同样以耳朵发红、发烫为宜，按摩 20 次。

第三步：按摩**四白穴**。可用双手食指同时按揉双侧四白穴，每次 3 分钟，以穴位局部感到酸胀为宜。可改善面部血液循环，使面色更红润、更有光泽。

第四步：按摩**膻中穴**。可用食、中二指按揉膻中穴，每次 3 分钟，以穴位局部感到酸胀为宜。可疏通胸部经络及气血，对胸闷、心慌的症状都有好处。

第五步：按摩**乳根穴**。可用双手食指同时按揉双侧乳根，每次 3 分钟，以穴位局部感到酸胀为宜。可舒经活络，调节乳房部位气血，对各种乳腺疾病都很有好处。

第六步：按摩**中脘穴**。可用食、中二指按揉中脘穴，每次 3 分钟，以穴位局部感到酸胀为宜。可调节胃肠功能，改善胃胀，消化不良，食积等不适感。

第七步：按摩**关元穴**。可用食、中二指按揉关元穴，每次 3 分钟，以穴位局部感到酸胀为宜。可调节气血功能，改善胞宫的生殖功能，对女性很有好处。

第八步：按摩**血海穴**。可用双手拇指同时按揉双侧血海穴，每次 3 分钟，以穴位局部感到酸胀为宜。可化生气血，滋养全身。

第九步：按摩**足三里穴**。可用双手食、中二指同时按揉双侧足三里穴，每次 3 分钟，以穴位局部感到酸胀为宜。可调节脾胃功能，补益气血。

第十步：按摩**三阴交穴**。可用双手拇指同时按揉双侧三阴交穴，每次 3 分钟，以穴位局部感到酸胀为宜。可调理肝、脾、肾三阴经的气血，保护女性的健康。

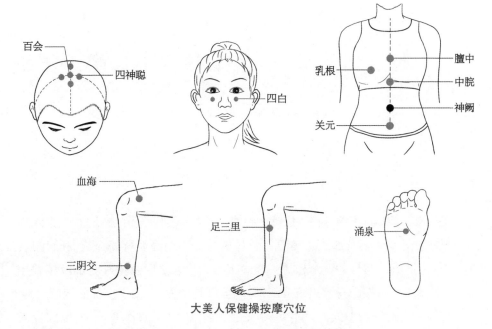

百会
四神聪
四白
膻中
乳根
中脘
神阙
关元

血海
足三里
三阴交
涌泉

大美人保健操按摩穴位

第十一步：按摩**涌泉穴**。可用双手拇指同时按揉双侧涌泉穴,也可将脚心互搓,每次 3 分钟,以穴位局部感到酸胀、发热为宜。可补肾、益精血、抗衰老,让女性更加年轻漂亮。

Tips

以上的大美人保健操,早、晚各做一次,10 天为一疗程,一般三个疗程之后,女性朋友能明显感到气色变好,身体更舒服。此保健操可长期坚持做,帮助您保持年轻、健康的身体。

阅读心得

大美人保健操——『由内而外』气色好

疏肝保健操——不长斑来不长瘤

第一步：将双手放于腋下，从腋下一直向下推直到大腿外侧，同时配合深吸气。从上到下为一回，每次做20回。人体的身侧为胆经循行的部位，肝胆相表里，因此对肝脏有很好的调节作用。在春天万物生发之时及生气时都应多做几遍，使身体舒畅。按摩身侧以疏肝解郁，调节肝脏功能，有助于女性的健康。

第二步：按摩**膻中穴**。可用食、中二指按揉膻中穴，每次3分钟，以穴位局部感到酸胀为宜。可宽胸理气，调节乳房部位的气血，对乳腺增生、肌瘤等都有好处。

第三步：按摩**乳根穴**。可用双手食指同时按揉双侧乳根穴，每次3分钟，以穴位局部感到酸胀为宜。可舒经活络，调节乳房部位气血，对各种乳腺疾病都很有好处。

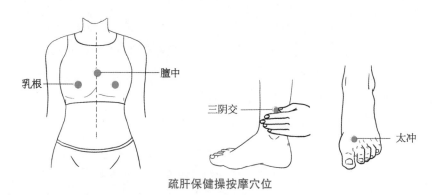

乳根　膻中　三阴交　太冲

疏肝保健操按摩穴位

第四步：按摩**三阴交穴**。可用双手食指同时按揉双侧三阴交穴，每次3分钟，以穴位局部感到酸胀为宜。可调理肝、脾、肾三阴经的气血，对保护女性乳腺及防治妇科病都有一定的作用。

第五步：按摩**太冲穴**。可用双手食指同时按揉双侧太冲穴，每次3分钟，以穴位局部感到酸胀为宜。可舒肝理气,缓解郁闷、烦躁心情,对疏通肝经气血非常有作用。

Tips

　　以上的疏肝保健操,应早、晚各做一次,10 天为一疗程,一般三个疗程之后,女性朋友能明显感到身体原本肝经循行部位的病痛有所缓解,身体更舒服。此保健操若长期坚持做,可使子宫肌瘤缩小,当然配合药物治疗效果更好。
　　女性的很多疾病都和生气有关,因此,在坚持做疏肝保健操的同时,一定要少生气,保持乐观、豁达的心态,百病都会消散。

阅读心得

疏肝保健操——不长斑来不长瘤

195

健脾保健操——胃口好，心情更好

第一步：按摩"三脘穴"。即**上脘穴**、**中脘穴**、**下脘穴**，尤其以中脘穴为主，可用食、中、无名三指分部同时按揉三脘穴，每次 3 分钟，以穴位局部感到酸胀为宜。可调节胃肠功能，改善胃胀、消化不良、食积等不适。

第二步：按摩**梁丘穴**。位于股前区，髌底上 2 寸，髂前上棘与髌底外侧端的连线上。可用双手食指同时按揉双侧梁丘穴，每次 3 分钟，以穴位局部感到酸胀为宜。对急、慢性胃痛、胃炎和消化不良效果都很好。

第三步：按摩**足三里穴**。可用双手食指同时按揉双侧足三里穴，每次 3 分钟，以穴位局部感到酸胀为宜。可调节脾胃功能，补益气血。

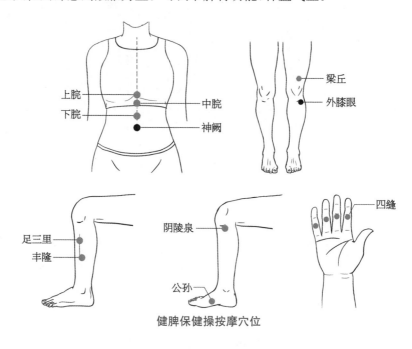

健脾保健操按摩穴位

第四步：按摩**阴陵泉穴**。可用双手食指同时按揉双侧阴陵泉穴，每次 3 分钟，以穴位局部感到酸胀为宜。可运脾化湿，改善食欲不振的情况，对各种胃肠疾病都有好处，尤其是脾虚湿盛偏胖的女性。

第五步：按摩**丰隆穴**。可用双手食指同时按揉双侧丰隆穴，每次 3 分钟，以穴位局部感到酸胀为宜。可和胃气、化痰湿，对脾胃功能差、痰湿较多的女性效果非常好。

第六步：按摩**公孙穴**。位于足内侧缘，当第一跖骨基底部的前下方。可用双手食指同时按揉双侧公孙穴，每次 3 分钟，以穴位局部感到酸胀为宜。有健脾化痰、化食、和中消积的作用，可提高胃肠功能，使女性身体更健康。

第七步：按摩**四缝穴**。位于第 2～5 指掌侧，近端指关节的中央，一侧四穴。可用拇指依次按揉对侧四缝穴，每次 3 分钟，以穴位局部感到酸胀为宜。可健脾化食、消积，提高食欲，保护胃肠健康。

Tips

以上的健脾保健操，早、晚各做一次，10 天为一疗程，一般三个疗程之后，女性朋友能明显感到身体充足，食欲变好，吃进去的东西也更容易消化吸收了。长期坚持做健脾保健操，帮助您身体倍棒，吃啥都香。

阅读心得

健脾保健操——胃口好，心情更好 ☺

补气血保健操——面色红润葆青春

第一步：按摩**四白穴**。可用双手食指同时按揉双侧四白穴，每次 3 分钟，以穴位局部感到酸胀为宜。可改善面部血液循环，使面色更红润、更有光泽。

第二步：按摩**膻中穴**。可用食、中二指按揉膻中穴，每次 3 分钟，以穴位局部感到酸胀为宜。可调节胸部气血，尤其是对气的调节作用更好。

第三步：按摩**中脘穴**。可用食、中二指按揉中脘穴，每次 3 分钟，以穴位局部感到酸胀为宜。可调节胃肠功能，以源源不断地化生气血。

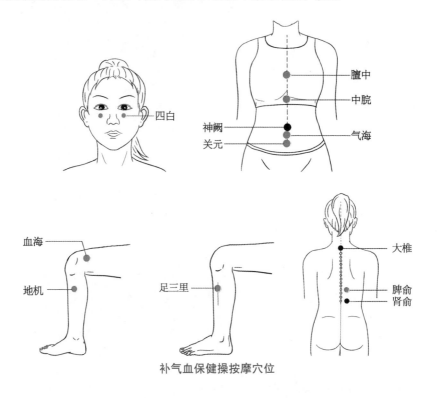

补气血保健操按摩穴位

第四步：按摩**气海穴**、**关元穴**。可用食、中二指按揉，每次 3 分钟，以穴位局部感到酸胀为宜。可调节气血功能，改善胞宫的生殖功能，对女性很有好处。

第五步：按摩**血海穴**。可用双手拇指同时按揉双侧血海穴，每次 3 分钟，以穴位局部感到酸胀为宜。可化生气血，滋养全身。

第六步：按摩**足三里穴**。可用双手食指同时按揉双侧足三里穴，每次 3 分钟，以穴位局部感到酸胀为宜。可调节脾胃功能，补益气血。

第七步：按摩**脾俞穴**。可将双手放在背后，四指放在肩胛骨下方按揉脾俞穴，按摩时力度应适中，每次 3 分钟。对脾脏有很好的调节作用，补益气血。

第八步：按摩**地机穴**。位于小腿内侧，内踝尖与阴陵泉穴的连线上，阴陵泉穴下 3 寸。可用双手食指同时按揉双侧地机穴，每次 3 分钟，以穴位局部感到酸胀为宜。不仅可以健脾化湿，还能行气活血，对全身气血都有调节作用。

Tips

以上的补气血保健操，早、晚各做一次，10 天为一疗程，一般三个疗程之后，女性朋友能明显感到气色变好，气血更充足。此保健操可长期坚持做，帮助你更加年轻漂亮。

阅读心得